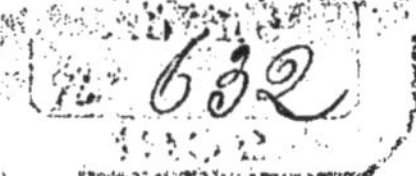

DES ABCÈS ENDOCRANIENS

consécutifs aux

OSTÉOPÉRIOSTITES ET PHLEGMONS DE L'ORBITE

PAR

Le Dr Francisque COGNARD
Ex-Interne des Hôpitaux et Hospices civils de Lyon.

LYON
A. REY & Cie, IMPRIMEURS-ÉDITEURS DE L'UNIVERSITE
4, RUE GENTIL, 4
—
1902

DES

ABCÈS ENDOCRANIENS

CONSÉCUTIFS AUX

OSTÉOPÉRIOSTITES ET PHLEGMONS

DE L'ORBITE

DES

ABCÈS ENDOCRANIENS

consécutifs aux

OSTÉOPÉRIOSTITES ET PHLEGMONS

DE L'ORBITE

PAR

Le Dr Francisque COGNARD

Ex-Interne des Hôpitaux et Hospices civils de Lyon

LYON

A. REY & Cie, IMPRIMEURS-ÉDITEURS DE L'UNIVERSITÉ

4, RUE GENTIL, 4

—

1902

DES

ABCÈS ENDOCRANIENS

CONSÉCUTIFS AUX

OSTÉOPÉRIOSTITES ET PHLEGMONS

DE L'ORBITE

INTRODUCTION ET HISTORIQUE

Les complications cérébrales des ostéopériostites et phlegmons de l'orbite ont depuis longtemps attiré l'attention et, chose curieuse, il semble que ce soient surtout les auteurs anciens qui aient insisté sur ces complications, particulièrement en ce qu'il s'agit des abcès endocraniens.

Si on parcourt les traités spéciaux d'ophtalmologie classiques de nos jours, la possibilité du développement d'abcès endocraniens est à peine signalée, bien que tous parlent de complications intracraniennes possibles dans les ostéopériostites orbitaires, surtout dans les ostéopériostites de la voûte : méningite, phlébite, passage du pus de l'orbite dans le crâne par perforation osseuse. Panas, *Maladies des yeux*, t. II, p. 369, Paris, 1894, y fait à peine allusion. « On ouvrira hâtivement, dit-il, sans jamais attendre la fluctuation trop lente à apparaître. A ce prix seulement, on évitera la propagation dans les cavités voisines et les dangers qui en découlent, surtout lorsque l'abcès siège sur la *voûte* », et plus loin, p. 372 : « Les phlegmons de l'orbite terminés par gangrène et perforation dans le nez, le sinus maxillaire et le crâne sont peu fréquents. » Truc et Valude, *Eléments d'ophtalmologie*, Paris, 1896, Nimier et Despagnet, *Traité élémentaire d'ophtalmologie*, Paris, 1894, n'en parlent pas davantage. Berger, *Maladies des yeux dans leurs rapports avec la pathologie générale*, Paris, 1892, ne fait que citer en passant les cas de *Collins et Walkers*, p. 176 ; Fuchs, *Manuel d'ophtalmologie*, Paris, 1892, est plus explicite, mais non moins court : « Les suppurations profondes de l'orbite, dit-il, peuvent devenir dangereuses pour la vie, quand elles se propagent dans la boîte cranienne et donnent naissance à une méningite ou à un *abcès cérébral.* » On pourrait croire que, dans l'ouvrage plus étendu de de Wecker et Landolt, *Traité d'ophtalmologie* t, IV, Paris, 1889, on trouverait des renseignements plus abondants. Il n'en est rien. On n'y trouve que des phrases éparses comme celle-ci, p. 712 : « On comprend qu'un abcès sous-périosté de la voûte puisse s'ouvrir dans le crâne... » *id.* « Quand la périostite est localisée très près du sommet de l'orbite, l'inflammation peut se propager au crâne à travers les fentes osseuses ou le long des vaisseaux et des nerfs », p. 721 : « Les vastes suppurations que peuvent provoquer les caries de la voûte sont celles qui sont le plus à redouter. L'extrême minceur des os en certains points laisse redouter une méningite consécutive ou même un *abcès du cerveau*... » p. 737 : « La propagation de la phlébite de la veine ophtalmique explique pourquoi l'on signale si fréquemment la coïncidence d'abcès de l'orbite avec des abcès de la région temporale et de la *cavité cranienne.* »

Galezowsky et Daguenet, *Affections oculaires*, Paris, 1886, de Wecker, *Thérapeutique oculaire*, Paris, 1879, Abadie, *Maladies des yeux*, Paris, 1876. II, sont encore moins explicites. Chauvel, seul en France, dans son article Orbite du *Dictionnaire Dechambre*, 1881, revient plusieurs fois sur cette complication, qu'il déclare même assez fréquente, sans pourtant en citer beaucoup d'exemples : « La perforation dans la cavité cranienne, dit-il (p. 606-607), est redoutable. Nombreux sont les faits de ce genre terminés par la mort par méningite ou abcès sous-méningiens. Souvent aussi, dans les lobes antérieurs du cerveau, directement au-dessus du point carié ou de la perforation osseuse, se forme une collection purulente. Isolée d'abord, elle peut s'ouvrir, soit dans le ventricule latéral, soit dans la cavité arachnoïdienne et même dans l'orbite. »

Les quelques publications antérieures à 1870 que nous avons pu retrouver ne nous fournissent pas beaucoup plus de renseignements. Sichel, dans un article sur les caries de l'orbite, publié dans les *Annales d'oculistique*, 1870, p. 7, n'en fait pas mention. Fano, *Traité pratique des maladies des yeux*, t. I, Paris, 1866, signale la possibilité de complications intracraniennes, sans parler des abcès du cerveau. Demarquay dans son *Traité des tumeurs de l'orbite*, Paris, 1860, rapporte trois observations d'abcès intracraniens (observations de Rossier, v. Greefe et Burserius). Desmarres,

Traité des maladies des yeux, II, 1854, n'en parle pas.

TAVIGNOT, Du phlegmon de l'orbite, (*Gazette médicale de Paris*, 1845, p. 375), signale expressément l'encéphalite et l'ouverture de l'abcès dans la cavité cranienne comme complication possible du phlegmon de l'orbite. ROGNETTA, *Traité d'ophtalmologie*, Paris, 1844, signale également, p. 642, un cas de Mackenzie où le pus aurait percé le fond de l'orbite et fusé dans le crâne.

Si la littérature française est pauvre en publications sur le sujet qui nous occupe, la littérature allemande paraît beaucoup plus riche au moins dans ces dernières années. BERLIN, dans son article ENTZUNDLICHE ERKRANKUNGEN DES ORBITALGEBILDE *in Handbuch der gesammten Augenheilkunde von A Grœfe und Sœmisch.*, Leipsig, 1880, p. 533 consacre aux abcès endocraniens plusieurs paragraphes et cite six observations publiées avant lui[1].

Voici les passages les plus intéressants : Des lésions du toit de l'orbite ont pu guérir soit spontanément, soit même après nécrose osseuse. Mais cette issue heureuse est une exception. Dans le plus grand nombre des cas, l'inflammation envahit les enveloppes du cerveau et le cerveau lui-même. L'opinion courante est que cette invasion se fait soit par les veines, soit par les lymphatiques, soit par les deux, au voisinage le plus proche des os lésés. La mince épaisseur du toit de l'orbite,

[1] Observation de Burserius, Fischer, Rossier, Heymann, Walton, Panas.

particulièrement à la partie moyenne et postérieure, favorise cette infection. L'inflammation peut rester *localisée* et n'occasionner qu'un décollement de la dure-mère; mais, dans la règle, elle envahit une partie des enveloppes du cerveau. Assez souvent on voit se développer à côté de la méningite dans les affections du toit de l'orbite une inflammation circonscrite des lobes antérieurs du cerveau, un *abcès cérébral*. Celui-ci peut, s'il prend un développement important, d'une part se rompre dans le ventricule latéral, d'autre part communiquer librement avec le pus de l'orbite après destruction de l'os, etc.

En 1899, nous avons trouvé des renseignements sur le sujet qui nous occupe dans une publication de Dagilaiski[1], *Klinische Monatsblätter für Augenheilkunde*, p. 231 ; et, dans une autre de Szulislawsky, *id.*, p. 289) rapportant ou citant un certain nombre d'observations[2],

Si nous trouvons quelques documents dans les traités d'ophtalmologie ou dans des publications spéciales, par contre, les ouvrages s'occupant de chirurgie cérébrale ou les monographies consacrées aux abcès du cerveau n'en font à peu près jamais mention. Aussi, n'est-il pas étonnant que, la plupart du temps, l'existence de ces abcès soit passée inaperçue et qu'ils n'aient été diagnostiqués qu'après la mort. C'est précisément parce que j'ai été témoin d'un fait semblable dans le

[1] Observations de Fischer Teierlinck (?), Foucher, Snell, Wicherkiewicz.

[2] Observations de Collin et Walker, Norton, Stüffler, Emrys-Jones, Baas, Schrœder, Bauby, Schüle.

service de M. le professeur Ollier que j'ai recherché les observations publiées de ce genre de complications pour en faire le sujet de ce travail.

Les travaux publiés en ces derniers temps sur les ostéopériostites et phlegmons de l'orbite sont plutôt rares. Toute l'attention semble avoir été détournée par les inflammations des cavités accessoires du nez et des sinus frontaux, ethmoïdaux, maxillaires, etc., à tel point que la tendance semble être actuellement de leur subordonner les lésions de l'orbite. Mais l'existence de l'ostéite et du phlegmon primitif est indiscutable.

Chipault, *Chirurgie opératoire du système nerveux*, Paris, 1894; Broca et Maubrac, *Traité de chirurgie cérébrale*, Paris, 1896, qui ont étudié d'une façon si complète les complications des otites ne font aucune mention des abcès endocraniens d'origine orbitaire. Luc, Diagnostic et traitement de l'abcès encéphalique consécutif aux suppurations craniennes, *Médecine moderne*, 1896, p. 681, n'a pas l'air de se douter de leur existence; Estor, *Traité de thérapeutique de Robin*, 1898, article Abcès du cerveau, ne dit pas un mot des abcès d'origine orbitaire, il ne parle uniquement que des abcès d'origine otique et traumatique. Danos, *Pathogénie des abcès de l'encéphale* (th. Paris, 97-98), cite le phlegmon de l'orbite et les suppurations des os du crâne parmi les causes des abcès cérébraux. Oppenheim, article Hirnabcess in *Encyclopédie de Nothnagel*, vol. IX, Wien, 1897, donne également les lésions inflammatoires de l'orbite dans les causes possibles du développement des abcès cérébraux. Il cite une statistique de Gowers qui, sur 241 abcès du cerveau, en a trouvé 3 développés à la suite de lésion de l'orbite.

DECRESSAC, *Contribution à l'étude de la chirurgie du cerveau* (thèse Paris, 1890), rapporte un cas de W.-B. Mackay.

BALL ET KRISHABER (article ABCÈS DU CERVEAU, *Dictionnaire encyclopédique)*, sur 65 abcès du cerveau qu'ils ont réuni, en donnent un comme produit par abcès de l'orbite.

On ne trouve rien, d'autre part, ni dans le *Traité de chirurgie* de Duplay et Reclus, ni dans celui de Le Dentu et Delbet.

Nous avons réuni avec notre observation personnelle 39 cas d'abcès endocraniens consécutifs à des ostéo-périostites ou phlegmons de l'orbite, soit localisés, soit compliqués ou consécutifs à des sinusites. Que l'affection orbitaire soit primitive ou secondaire, cela importe peu si l'infection endocranienne se fait par l'intermédiaire des lésions de l'orbite.

Ce travail a pour but, avant tout, d'attirer l'attention sur cette importante complication des lésions inflammatoires des parois de l'orbite. Trop souvent, elle n'a pas été diagnostiquée. Un esprit prévenu sera mis plus facilement sur la voie d'un diagnostic précoce qui, seul, peut permettre une intervention chirurgicale curatrice.

Je relaterai d'abord les faits dont j'ai été témoin et qui ont été le point de départ des recherches faites. Les autres observations ont été recueillies un peu de tous les côtés dans la littérature médicale et autant que possible traduites dans le texte original avec tous les développements qu'il comporte : la relation aussi complète que possible d'un fait clinique ayant, à mon sens, plus d'importance que les conclusions qu'on en peut tirer.

Elles peuvent se répartir en deux groupes, suivant que la lésion inflammatoire est :

LIMITÉE A L'ORBITE

ou

INTÉRESSE L'ORBITE ET UNE OU PLUSIEURS CAVITÉS VOISINES :

Orbite et sinus maxillaire;
Orbite et sinus frontal;
Orbite et cellules ethmoïdales;
Orbite, sinus frontal et sinus maxillaire;
Orbite, sinus frontal, cellules ethmoïdales;
Orbite, sinus frontal, cellules ethmoïdales et sinus sphénoïdal.

CHAPITRE PREMIER

OBSERVATIONS

A. Les lésions inflammatoires sont limitées à l'orbite ou à ses parois.

OBSERVATION I (personnelle).

(Clinique de M. le professeur Ollier.)

Ostéomyélite de l'os malaire. Nécrose de la cavité orbitaire au niveau de la suture fronto-malaire. Double perforation de l'orbite à la fosse temporale et à l'étage antérieur du crâne.
Abcès du lobe frontal. Mort par inondation ventriculaire. Autopsie.

B... Jean, apprêteur, dix-sept ans, entré le 4 juin 1899, dans le service de M. Ollier, salle Saint-Sacerdos, n° 2.

On ne note rien de particulier dans ses antécédents. Ses parents sont vivants et bien portants. Il a deux sœurs en bonne santé. Lui-même a toujours joui d'une santé excellente jusqu'à la fin du mois de mai 1899.

A cette époque, un soir, le malade ressentit un violent mal de gorge. Quelques jours après il souffrit au niveau de l'œil gauche. La région orbitaire devint rapidement tuméfiée, la conjonctive très rouge. Il eut du chémosis. Un médecin consulté crut à une ophtalmie blennorragique et envoya le malade à Lyon l'adressant à la clinique ophtalmologique. Après examen on se rendit facilement compte que les troubles du côté de l'œil, étaient secondaires à une affection du voisinage probablement d'origine osseuse. Une collection purulente venait, en effet, de se former faisant saillie sur l'os malaire au niveau du bord inférieur de l'orbite. L'œil était dévié en bas et en dedans faisant prévoir une collection intra-orbitaire très probablement en communication avec la collection prémalaire.

M. le Dr Gayet, chef de clinique, incisa l'abcès au point le plus déclive donnant issue à une assez grande quantité de pus franchement phlegmoneux. Par l'ouverture on arrivait sur le malaire qui semblait dénudé. On porte le diagnostic d'ostéomyélite du malaire, on met un drain et on attend la mobilisation du séquestre si elle doit se produire.

Dès l'évacuation du pus, l'œil reprit rapidement sa position normale. L'exophtalmie diminua, mais la déviation persista en partie. Les mouvements du globe se faisaient bien sauf les mouvements externes. Avait-on affaire à une lésion intra-orbitaire du droit externe ou intra-cranienne ? Des phénomènes qui ne tardèrent pas à se produire : céphalées vives, vomissements sans efforts, attaques épileptoïdes firent pencher pour l'existence d'une méningite basilaire.

Dès le milieu de juin le malade présenta, en effet, une série de crises épileptiformes sans aura net, ni phénomènes localisés initiaux. On demanda des renseignements aux parents, ils furent très affirmatifs : jamais avant son affection, le malade n'avait présenté de phénomènes analogues. Il ne s'agissait donc pas d'épilepsie héréditaire. Pourtant la persistance de la paralysie du droit externe, la rareté des abcès cérébraux dans les ostéites de la face et de l'orbite (personne dans le service n'en avait jamais vu), l'absence complète de contracture ou de paralysie localisées à la suite de l'accès convulsif firent rejeter l'hypothèse de collection intra-cérébrale et penser plutôt à une méningite basilaire. Du moins la localisation des phénomènes ne paraissait pas suffisante pour décider à une trépanation.

Les accès épileptoïdes cessèrent complètement, le malade passa les mois de juillet et août dans un état relativement satisfaisant et souffrant seulement de la tête, apathique, vomissant de temps en temps, mais allant et venant dans la salle, se levant et se couchant avec les autres malades, lorsque subitement il décéda le 5 septembre à 9 heures du soir. Quelques instants auparavant il avait parlé à la sœur du service et ne lui avait pas semblé plus malade que d'habitude.

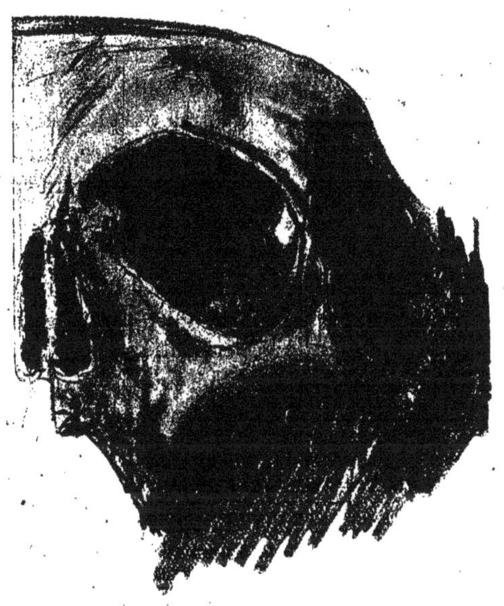

Nécrose de la cavité orbitaire au niveau de la suture fronto-malaire. — Double perforation de l'orbite à la fosse temporale et à l'étage antérieur du crâne.

L'autopsie fut faite le 7 septembre, trente-quatre heures après la mort. On ne trouve rien du côté du malaire qui n'est ni éburné, ni érodé. Il est simplement dépouillé de son périoste sur une certaine étendue, mais rien ne semble indiquer qu'il soit le siège d'une inflammation quelconque. Le pus paraît d'ailleurs venir de plus haut. On rugine l'os en remontant le long de l'apophyse orbitaire externe du malaire dans la direction de la fosse temporale. Au niveau de la suture de l'apophyse orbitaire du malaire et du frontal dans l'angle formé par la ligne courbe temporale supérieure, on trouve une perforation pleine de pus, de 8 millimètres de diamètre environ, traversant le rebord externe de l'orbite et faisant communiquer la fosse temporale avec la cavité orbitaire. Dans l'orbite au même niveau on trouve à 1 centimètre au dessous de l'angle supéro-externe, un os dénudé, errodé, et au niveau de la suture fronto-malaire une cavité ovalaire haute de 15 mill. large de 1 centimètre remplie d'un magma purulent contenant de petits séquestres déchiquetés et, au centre, un séquestre blanc un peu plus gros, moitié gros comme un pois, irrégulier et présentant de nombreuses aspérités, vrai séquestre gothique; enfin partant de là, une perforation de l'étage antérieur de la base du crâne de 5 millimètres de diamètre environ. En ce point le frontal paraît du côté du cerveau érodé tout autour de la perforation.

La dure-mère est amincie, adhérente à l'os et au cerveau. Il existe une perforation de la dimension d'un grain de mil, faite, peut-être en déchirant les adhérences.

On n'observe rien du côté des sinus veineux intracraniens.

Le cerveau est enlevé avec précaution. Au niveau de la base, on trouve du pus, particulièrement vers le confluent bulbo-protubérantiel et la grande scissure.

Le lobe frontal mou et flasque présente à sa partie antérieure une saillie pâle, molle qui se rupture dans une manœuvre et laisse écouler une grande quantité de pus et de matière cérébrale en bouillie.

On ouvre le ventricule gauche, il est plein de pus. Le ventricule droit en est également plein.

Des cavités accessoires du nez, le sinus frontal n'était certainement pas en cause, il se terminait bien avant le siège de la perforation. Le malade n'avait d'ailleurs présenté aucun symptôme pouvant attirer l'attention de ce côté.

S'il fallait assigner une marche aux lésions, on pourrait, semble-t-il, faire succéder les faits de la façon suivante : ostéomyélite de l'apophyse orbitaire du malaire s'étant tout d'abord manifestée par des accidents oculaires, perforation de cette apophyse du côté de la fosse temporale, production d'un abcès dont la partie déclive vient se collecter au-devant du corps du malaire, perforation secondaire du côté de la base du crâne, production d'un abcès dans la partie antérieure du lobe frontal, perforation de la corne ventriculaire antérieure et inondation ventriculaire ayant déterminé la mort.

L'examen du magma purulent trouvé au niveau de la perforation pratiqué par le Dr Martel, chef du laboratoire de la clinique, a montré une membrane nettement organisée de fibres conjonctives, périoste plus ou moins reconnaissable, avec débris osseux microscopiques, infiltrée de cellules rondes mais sans trace de cellules géantes ou de tubercules.

Observation II

Burserius (*Institutiones medicinæ praticæ,* vol. VIII, p. 9, Lipsiœ, 1789) (*in* Demarquay, *Traité des tumeurs de l'orbite*, Paris 1860, p. 146).

Ostéopériostite de l'orbite. — Abcès cérébral communiquant avec l'orbite.

Femme vingt-huit ans. Elle fut prise subitement d'une douleur aiguë de la moitié droite de la tête. Cette douleur persista quinze jours sans que la malade consultât; enfin, lorsque l'œil devint rouge et enflammé, elle fit appeler un médecin. La joue alors était fortement gonflée, rouge, brillante. Fièvre, agitation, anxiété. Au bout de quelques jours il se forme une collection qui s'ouvre spontanément vers l'angle externe de l'œil. Par l'ouverture, il s'échappe une grande quantité de pus fétide. A la pression, le pus sortait non seulement de la cavité de l'orbite, mais encore des parties voisines de l'œil et de la joue.

Le quatrième jour après l'ouverture de l'abcès, la malade fut prise d'un accès nerveux qui se termina par la perte complète des mouvements et de la sensibilité. La respiration devint lente, irrégulière et stertoreuse, le pouls petit et intermittent. Enfin la mort survint.

Autopsie. — Tout le tissu cellulaire de la peau des paupières et des joues jusqu'au niveau de la mâchoire inférieure est rempli de pus. L'espace qui existe entre l'orbite et le globe de l'œil est rempli de pus fétide. En ouvrant le crâne, on trouve que le lobe antérieur du cerveau jusqu'au niveau du ventricule latéral est en grande partie détruit par la suppuration. Le pus environnait le nerf optique et communiquait avec la cavité de l'orbite.

Observation III

Hamilton, *Dublin Journal of Medical Science*, vol. IX, p. 262, 1836, in Mackensie, *Mal. de l'œil*, 1856, p. 457.

Phlegmon de l'orbite. — Abcès du lobe antérieur droit du cerveau.

Un homme, âgé de quarante ans, éprouvait depuis quatre à cinq jours une douleur atroce dans l'orbite droite, la tempe et le côté correspondant de la tête. Lorsqu'il se présenta à l'hôpital, ces symptômes allaient en s'aggravant et s'accompagnaient d'une fièvre intense, mais il n'y avait aucun dérangement des facultés intellectuelles. On eut recours, pendant quatre jours, sans obtenir d'amélioration, à un traitement antiphlogistique actif. Au bout de ce temps et dans l'espace d'une seule nuit, les paupières devinrent énormément gonflées et rouges, état qui s'étendit jusqu'à une certaine distance à la tempe et à la joue. L'œil était fortement chassé en bas et en dehors, mais la vision n'était pas affaiblie.

On pensa que les symptômes pouvaient être dus à un abcès de l'intérieur de l'orbite. On pratiqua donc une incision à travers la paupière supérieure, mais quoiqu'on plongeât très profondément dans l'orbite, d'abord un scalpel, puis un bistouri, il ne s'écoula point de pus. On prescrivit un cataplasme et, le lendemain, comme le pus ne s'était pas montré, on promena un bistouri, dit Hamilton, presque tout autour de l'œil, et si profondément que le nerf optique dut se trouver en danger. Cette opération ne fut pas plus heureuse que la première. Tous les symptômes s'aggravèrent. Le quatrième jour, le malade devint hébété et expira bientôt. L'intelligence et la vision restèrent intacts jusque quelques heures avant la mort.

L'autopsie démontra que le gonflement de l'intérieur de l'orbite dépendait d'un épanchement de sérosité et qu'il n'y avait point de pus. Mais il existait un *abcès circonscrit* dans le lobe antérieur droit du cerveau. Le reste de l'encéphale était sain.

Observation IV

Von Grœfe, *Zwei Fälle von plötzlich eintretendem Exophtalmus durch Caries der Orbita*, obs. I (*Arch. f. Opht.*, 1854, vol. I-1, p. 430.

Carie de la voute orbitaire guérie. — Rougéole. — Réouverture de la plaie. Abcès cérébral communiquant avec l'orbite.

Petite fille, quatre ans, se fit en tombant sur une chaise

une contusion de l'œil avec ecchymose de la paupière supérieure. Quatre semaines plus tard, gonflement érysipélateux de la paupière supérieure. Puis, huit jours après, œil dévié en bas et en dedans avec légère exophtalmie qui augmente rapidement. Fièvre.

Ponction le long du bord supérieur de l'orbite, bien qu'il n'y ait pas de fluctuation évidente. Pus séreux peu abondant; vers le fond de l'orbite, le stylet sent une surface cariée au niveau de la voûte.

Guérison apparente.

Neuf mois plus tard, rougeole et, consécutivement, retour du gonflement inflammatoire de la paupière supérieure, nouvelle exophtalmie et réouverture de la cicatrice. Ecoulement abondant de pus.

Quelques semaines plus tard, saillie à travers les lèvres de la plaie d'une substance blanche ressemblant à de la substance cérébrale et qui, au microscope, fut reconnue comme telle.

Mort trois jours après au milieu de crises convulsives et du coma.

Autopsie. — La paroi supérieure de l'orbite est perforée. On y trouve un foyer purulent considérable en communication avec le lobe antérieur du cerveau.

Observation V

Rossier (de Lausanne), *Echo médical suisse (Gazette des hôpitaux*, 1858, p. 158).

Abcès sous-périosté de l'orbite. — Abcès intra-craniens indépendants (cérébral, sous-dural, sous-osseux).

P. G..., âgé de vingt-deux ans, mineur, entre le 30 juin 1857 à l'hôpital de Lausanne avec de violents maux de tête. Il est malade depuis douze jours. L'affection a débuté par de l'enflure à la région oculaire droite et des maux de tête. Il s'est formé alors un abcès de la paupière supérieure qui a été ouvert par un médecin.

Le malade, robuste, ne se plaint que de maux de tête violents occupant la région frontale. La paupière supérieure droite est très tuméfiée ; on y sent une fluctuation distincte. Le reste de la figure est normale.

L'incision faite à l'abcès, ouverte à nouveau avec la sonde, laisse écouler une grande quantité de pus épais. Pouls plein, accéléré. Nuit agitée.

1er juillet. — Agitation et fièvre. Vers 1 heure, vomissements de sang très abondants, puis assoupissement, délire, immobilité, insensibilité à tout ce qui l'entoure. Pouls plein, mais lent, à 55.

Dans la nuit, délire furieux. Mort vers 2 heures du matin.

2 juillet. — *Autopsie* douze heures après la mort. Voute du crâne, rien de particulier. Dure-mère normale. Surface du lobe gauche du cerveau hyperhémiée. Sur toute la surface droite, entre l'arachnoïde et la dure-mère, épanchement purulent jaunâtre, non adhérent.

Au niveau du bulbe olfatif droit, complètement ramolli, gros abcès de la grosseur d'une noix, s'étendant jusqu'à une ligne de la corne antérieure du ventricule latéral. Tout autour, la pulpe cérébrale ramollie forme un cercle jaunâtre de 4 à 5 lignes d'épaisseur.

Deuxième abcès au niveau du chiasma, un peu moins gros.

En enlevant la dure-mère, on trouve entre elle et la voûte de l'orbite une collection de la grosseur d'une noisette. C'est précisément au-dessous de ce point que vient finir l'abcès de l'orbite qui siège entre le périoste et l'os. L'os n'étant pas attaqué, les deux abcès ne se trouvent pas en communication.

Les veines et sinus de la base et le sinus longitudinal supérieur sont gonflés de sang, mais libres.

Observation VI

V. Grœfe, Eigenthümlicher Verlauf eines Orbitalleidens (*Arch. f. Opht.*, IV, 2, p. 162, 1858).[1]

Ostéopériostite orbitaire. — Abcès intracranien. Guérison.

Jeune fille, treize ans, toujours bien portante. Vient à la clinique de V. Grœfe le 24 novembre 1857, avec les symptômes d'un abcès probable de la voûte orbitaire : gonflement douloureux de la paupière supérieure droite, avec exophtalmie et gêne des mouvements de l'œil. La pression sur le rebord orbitaire supérieure à sa partie interne est douloureuse.

28 novembre. — Fluctuation. Ponction étroite qui donne issue à du pus séreux 1/2 drachme (environ 15 grammes). Os dénudé dans une grande étendue.

1er décembre. — Les symptômes inflammatoires ont complètement rétrocédés, mais par contre la partie osseuse dénudée semble agrandie et du pus coule toujours par la plaie.

6 décembre. — Apathie. Pas de fièvre. Pouls normal.

10 décembre. — Pouls irrégulier et lent entre 42 et 48. Facies pâle. La malade somnolente reste les yeux mi-clos. Vomissements répétés. Pénible sensation de pesanteur dans la moitié droite de la tête qui, bientôt, se généralise.

10-13 décembre. — Les symptômes de compression cérébrale s'accentuent. Perte d'appétit, faiblesse, amaigrissement. Symptômes de paralysie. La pesanteur de la moitié droite de la tête se change en une violente douleur, provoquant des gémissements.

[1] Chauvel a résumé cette observation dans son article *Orbite* du *Dictionnaire encyclopédique*, p. 606.

13 décembre. — Convulsions dans la moitié droite du corps particulièrement dans le bras et, à un moindre degré, dans la jambe. Pendant ces convulsions, qui se reproduisirent les jours suivants, l'enfant était sans connaissance. Après chaque crise, il persistait une légère contracture des fléchisseurs.

On ne pouvait douter de l'existence d'une complication intracranienne. Il ne s'agissait pas d'une collection située au-dessus du toit de l'orbite, car on ne remarquait aucun symptôme de paralysie dans le domaine des premier, deuxième ou troisième nerfs craniens ; assurément, on ne pouvait exclure absolument la possibilité d'une collection située entre l'os et la dure-mère et qui, siégeant en dehors de la ligne médiane, comprimerait l'hémisphère droit sans léser les nerfs. Mais il semblait bien plus probable, d'après la nature des symptômes et les résultats de l'autopsie de cas semblables de carie de l'orbite, qu'il s'agissait d'un abcès du lobe frontal.

10-18 décembre. — Même état général. L'amaigrissement devient si considérable qu'on s'attend à une mort prochaine.

19 décembre. — Au matin, les vomissements cessèrent. A la visite, le regard de la malade parut plus animé. Elle avait dormi tranquillement la nuit passée, pour la première fois de ces dernières semaines.

Le pouls s'était relevé, 54 pulsations à la minute, il était presque régulier. Sans la plaie opératoire on n'aurait pu reconnaître qu'avec peine l'œil malade. V. Grœfe ne fut pas peu étonné, en retirant la mèche qui drainait la plaie, de voir s'écouler une quantité considérable de pus, 120 à 180 grammes à son estimation. Il lui parut clair que ce pus ne venait pas de l'orbite, mais de la cavité cranienne, car il n'y avait plus trace d'exophtalmie ni de gonflement, ni aucune gêne des mouvements de l'œil, ce qui n'aurait pu être avec une pareille quantité de pus en arrière du bulbe. Le pansement avait été, le jour précédent, renouvelé deux fois, comme d'habitude, avec lavage soigneux de la plaie et pression douce sur le trajet.

La sonde introduite par le trajet rencontre l'os dénudé et pénètre plus profondément à travers une perforation osseuse. Lorsqu'on la retire, il s'écoule une nouvelle quantité de pus. Il est donc démontré que le pus de la collection intra-cranienne s'écoule par une perforation du toit de l'orbite.

Les jours suivants grande amélioration de l'état général ; la douleur de tête diminue considérablement et manque souvent des heures entières, les vomissements cessent. Le pouls se tient vers 70 et devient tout à fait régulier. Le sommeil et l'appétit reviennent.

Dans les premiers jours de janvier, craignant une nouvelle rétention de pus, V. Grœfe dilate le trajet qui se refermait.

8 janvier 1858. — Ecoulement de pus, précédé la veille de violentes douleurs de tête et de crises convulsives dans le bras gauche.

A partir de ce jour, amélioration progressive et constante.

Le 16 janvier, dernier vomissement. La malade garde encore le lit jusqu'à la mi-février et bientôt peut sortir. Elle est revue assez longtemps après en bonne santé. Il ne lui reste plus qu'une légère cicatrice adhérente.

Observation VII

Pagenstecher, *Klin. Monatsblatter f. Augenheilk.*, 1864, II, p. 166 (*in* th. Boudin, *Corps étrangers de l'orbite*, p. 69. Lyon, 1900-1901).

Dix-sept ans auparavant, malade tombe sur aiguille à tricoter. Amaurose. Strabisme interne, etc. Enucléation. Aiguille de 10 centimètres implantée dans le fond de l'orbite.

Mort par abcès du cerveau.

Observation VIII

Sichel, Carie de l'orbite *(Ann. d'oculistique*, p. 7, 1870).

Ostéopériostite de la voûte de l'orbite probablement d'origine tuberculeuse. — Abcès endocranien sous-osseux.

Emilie B..., sept ans et demi. En octobre 1835, chute dans laquelle la moitié externe de l'arcade orbitaire supérieure heurta contre une chaise. Tuméfaction de la paupière supérieure et des téguments sus-orbitaires. Ophtalmie. Guérison assez rapide.

Quelque temps après, saillie légère de l'œil gauche en avant et en bas, tuméfaction de la paupière supérieure. Enfant débile.

13 février 1836. — Exophtalmie gauche, œil dévié en bas et en dedans. Vision intacte. Pas de larmoiement. Pas de douleurs. La partie externe du sourcil gauche est repoussée en dehors. La paupière supérieure est tuméfiée et rouge pâle. Au-dessous, tumeur adhérente à l'os, ovalaire, de la forme et du volume d'une petite noix, exactement circonscrite, dure et élastique, sans fluctuation manifeste. Elle semble faire corps avec la partie externe de la paroi supérieure de l'orbite dont elle occupe la moitié externe.

26 février. — La tumeur a augmenté de volume, elle est devenue plus élastique.

1er mars. — La tumeur a encore augmenté de volume.

21 avril. — Incision. Pus épais, crémeux, fétide. Le stylet pénètre de 25 millimètres de bas en haut et de dedans en dehors où il trouve la paroi osseuse dénudée et raboteuse.

En juin, fistule donnant toujours du pus.

Quelque temps plus tard, abcès par congestion au pli de l'aine. Persistance de la fistule orbitaire. Cachexie. Mort.

Autopsie. — La dure-mère est épaissie dans la moitié

gauche de la région frontale. La face externe adhère à la partie cariée de l'os frontal. Elle est recouverte de pus verdâtre. L'os frontal est complètement perforé en plusieurs points.

Carie étendue au frontal, au temporal et au maxillaire supérieur.

Observation IX

Leber. Rechtsseitige Orbitalabscedirung; Verlust des Auges durch Hornhautgeschwüre und Phtisis bulbi; grosser Abscess in der Schläfengegend; Tod durch multipler Gehirnabscesse *(Græfe's Archiv,* 26 Jahrgang Abtheilung 3, *in* thèse Schwendt).

Abcès de l'orbite. — Mort par abcès multiples du cerveau.

Ida M..., femme de vingt à trente ans, entre à la clinique en juin 1871, pour un phlegmon du tissu cellulaire de l'orbite du côté droit survenu sans cause. Il a déjà été fait antérieurement une petite incision au niveau de la partie supérieure de l'angle interne de l'orbite, mais sans que le gonflement ait diminué beaucoup pour cela. Même après une contre-ouverture, qui donna issue à une nouvelle quantité de pus et fut maintenue ouverte, il ne survint aucune apparence d'amélioration; bien plus, l'état persista, il y eut un peu de protrusion du globe de l'œil, perforation de la cornée et rupture de l'œil avec écoulement de son contenu et phtisie bulbaire.

En même temps se développait à la partie supérieure de la région temporale droite un gros abcès profond. Après son ouverture, on trouva l'os à nu, sans rugosités ni érosions. Il n'existait pas de rapports directs entre cet abcès et celui de l'orbite. Ce dernier parut s'être développé dans le tissu cellulaire de l'orbite et non dans la paroi osseuse, car avec la sonde on ne put trouver d'os dénudé.

La malade n'eut qu'une fièvre modérée et ne présenta aucun symptôme de méningite, pourtant sa manière d'être était, dans les derniers temps, assez singulière. A chaque examen et à chaque pansement, elle poussait des cris monotones et inarticulés, et résistait même aux explorations les plus délicates. Cette conduite insolite fit penser, malgré l'absence de tout symptôme passé, au début d'une affection cérébrale et vraisemblablement d'un abcès cérébral. Mort assez rapide quelques semaines après l'entrée. L'autopsie confirma cette présomption.

L'autopsie, faite par le professeur Krause, donna les résultats suivants. Derrière le bord supérieur de l'orbite se trouvait une partie osseuse dénudée avec quelques rugosités. A l'intérieur, la dure-mère est adhérente avec l'os, en ce point, sur une étendue de plus de 2 centimètres.

La surface du cerveau est fortement convexe. La pie-mère est injectée et présente des petites veines thrombosées. Le sinus longitudinal est vide. Dans les lobes inférieurs du cerveau, du côté droit, se trouvent plusieurs abcès pleins de pus jaunâtre et à paroi assez lisse, dont le plus gros a un diamètre de plus de 2 centimètres ; deux plus petits sont de la grosseur d'un haricot ; deux autres petits abcès se trouvent au voisinage de la surface du lobe frontal droit qui est recouvert, d'ailleurs, dans toute son étendue d'un exsudat fibrineux résistant. Tout autour de ces abcès, on trouve dans la substance cérébrale de nombreuses extravasions sanguines, de la grosseur d'un grain de mil. A la pointe du lobe antérieur gauche se trouve un assez gros foyer rempli de sang et plusieurs petits au voisinage.

Du côté du toit de l'orbite, on trouve un morceau d'os carié avec une petite perforation vers le tissu cellulaire de l'orbite infiltré de pus. L'œil droit est affaissé, ratatiné.

Le compte rendu ne donne aucun renseignement sur l'état des veines de l'orbite ni sur l'état des sinus.

Observation X

Emrys-Jones, Case of orbital abscess communicating with the Brain. (*The British medical Journal*, 1884, p. 355.)

Abcès de l'orbite communiquant avec le cerveau.

A. D., âgé de deux ans, entre à l'hôpital le 23 décembre 1882. Trois mois auparavant, en jouant avec un sifflet de fer-blanc, il se blessa à l'angle interne de l'œil droit. Inflammation consécutive qui empira malgré le traitement.

A l'examen, E.-J. trouve la paupière supérieure de l'œil droit rouge et sécrétant une grande quantité de muco-pus. Elle est très œdématiée et recouvre la cornée qui est presque cachée à la vue, mais intacte. Sous l'influence des pansements, la sécrétion purulente disparaît et l'enfant est emmené le 6 janvier 1883, n'ayant plus qu'un peu de gonflement de la paupière.

3 février 1883. — Il revient. Depuis sa sortie, il vomit fréquemment son manger. Les paupières sont à peu près dans le même état, mais l'œil est dévié en bas et en avant. Après chloroformisation, on fait avec précaution une ponction avec une aiguille exploratrice poussée dans la direction de la tumeur. Le résultat est négatif mais, pendant cette opération, on remarque des pulsations distinctes et on se décide en conséquence à attendre.

2 mars. — Nouvelle anesthésie. Examen soigneux avec le Dr Little. Tout le monde croit à une tumeur pulsatile, peut-être de nature anévrismale repoussant l'œil en bas.

21 mai. — Emrys-Jones apprend la mort de l'enfant. Le Dr Gray, qui l'a soigné les derniers jours, raconte qu'une quinzaine de jours avant sa mort, l'enfant est tombé dans un état comateux, avec mouvements continuels et sans suite du bras droit et paralysie du côté gauche. Les deux derniers jours, l'œil était fortement repoussé en avant et

en bas, et animé de forts battements rythmiques. La température ne dépassa jamais 99° F. (37°2).

L'œil, immédiatement après la mort, reprit sa position normale dans l'orbite.

A *l'examen* post mortem de l'orbite et de la cavité cranienne, on trouve juste en haut et en arrière du globe oculaire et, fixé en ce point par de nombreux tractus fibreux, une poche à paroi résistante communiquant librement avec la cavité cranienne par un orifice circulaire de la plaque horizontale du frontal ayant presque 1 pouce de diamètre. Le collet du sac est adhérent au pourtour de l'orifice osseux. Le sac est plein de pus et, à l'examen de la cavité cranienne, on voit que l'abcès s'est étendu en arrière dans le cerveau qui contenait presque une pinte de pus enfermé dans une cavité kystique du lobe antérieur.

Ce cas, ajoute l'auteur, paraît intéressant par la difficulté du diagnostic. Pendant que l'histoire de l'affection plaidait en faveur d'un abcès, l'échec de la ponction exploratrice, la présence de pulsations bien que sans thrill murmur, l'absence de fluctuation pouvaient faire considérer la tumeur comme d'origine anévrismale.

Il n'est pas douteux à présent qu'il y ait eu lésion et suppuration du périoste. Le processus inflammatoire a dû être très lent, étant donné l'organisation et la structure stratifiée de la paroi du kyste. L'érosion de la paroi orbitaire qui s'est produite dans les derniers temps et la communication avec la cavité intra-cranienne a été la cause des pulsations présentées par la tumeur.

Observation XI

Norton, Ein Fall von Gehirnabscess mit doppelseitigen Neuritis optica, Caries der rechten Orbita und Entzündung des Orbitalgewebes ; mit Autopsie (in *Arch. f. Augenheilkunde*, 1886, p. 282 ; (Vortrag gehalten in der *New-Yorker médicinisch-chirurgischen Gesellschaft.* am 12 Februar 1884).

Abcès du cerveau par carie de l'orbite.

Wilhelm H..., agé de vingt-deux ans, fut apporté le 27 avril 1884 à la clinique ophtalmologique de Norton, à New-York. Les renseignements donnés furent les suivants : bonne santé jusqu'à il y a deux ans où il reçut un coup de hache sur la tête. A la suite, il dut garder le lit pendant deux semaines. Puis il se crut et parut tout à fait bien portant jusqu'à l'été suivant où s'installa une douleur de tête intense et presque continue.

Vers le 1er janvier il revient de son travail avec une violente fièvre qui dura trois jours. En même temps l'œil droit devenait très rouge. Le quatrième jour l'œil droit et la moitié correspondante de la tête étaient très enflés et pendant une demi-heure apparurent des accès convulsifs entre-coupés d'inspirations profondes. Pendant neuf jours ces crises se reproduisirent journellement vers 10 heures du matin et vers 6 heures du soir, puis elles disparurent pendant huit semaines pour reparaître à nouveau pendant un jour et demi. On s'aperçut alors à ce moment que le malade n'y voyait rien de l'œil droit, qu'il ne pouvait plus parler et que les extrémités étaient en totalité ou en partie paralysées. Pendant ces huit semaines, il fut tourmenté par une soif incessante. Depuis trois semaines, la vision était presque abolie à gauche également.

25 avril. — Les crises reparurent.

Etat présent (27 avril). — Le malade est couché sans défense dans son lit, ne faisant que de rares mouvements avec les bras ou les jambes. Le maxillaire inférieur est tombant, si bien que la bouche reste entr'ouverte et ne peut être fermée que par la contraction de l'orbiculaire des lèvres pendant que les masséters paraissent être entièrement paralysés.

Le malade est conscient, car on se rend compte qu'il comprend ce qu'on lui dit, bien que, par suite de la *paralysie du langage*, il ne puisse exprimer qu'avec peine ce qu'il désire.

A droite, acuité = O. A gauche, le malade perçoit les ombres.

A l'examen, fort gonflement des paupières, un peu de chémosis, projection du bulbe et les autres symptômes de l'inflammation du tissu cellulaire de l'orbite. En outre, infiltration purulente de toute la cornée. Au pourtour de l'orbite, tout près de l'angle externe des paupières, se trouve une fistule purulente. Le côté droit de la tête est également très enflé et dur comme dans la périostite. L'œil gauche ne montre à l'extérieur rien d'anormal, sauf la dilatation de la pupille. A l'examen ophtalmoscopique, tous les signes caractéristiques de la stase papillaire.

28 avril. — Au soir, mouvements involontaires des muscles des extrémités et violent mal de tête.

Les jours suivants, les convulsions ne se reproduisent plus, et les douleurs dans les yeux et la tête sembleraient disparaître, mais aucun changement essentiel ne se produit dans l'état du malade qui meurt dans le coma le 3 mai.

Autopsie. — Muscle temporal droit œdématié et dégénéré. Enveloppes du cerveau un peu hyperhémiées. Carie du toit de l'orbite et de l'os frontal droit correspondant à la pointe des petites ailes du sphénoïde avec communication directe dans la cavité orbitaire. L'os est, tout autour, rugueux dans une certaine étendue. Au moment de l'ouverture des méninges, au niveau de la base, il s'échappe une grosse masse qui tombe à terre. Elle avait l'apparence et presque la grosseur d'un rein et formait une poche pleine de pus. La paroi était épaisse et solide. Après incision, il s'en échappa 40 à 50 gramme de pus épais et verdâtre. Un examen plus approfondi montra que le lobe moyen droit du cerveau tout entier avait été envahi par cette masse et qu'aucune trace de substance cérébrale n'existait nulle part. Le lobe antérieur du cerveau était au voisinage de la scissure de Sylvius quelque peu ramolli ; de même aussi la substance cérébrale postérieure voisine du sac décrit. Le liquide contenu dans les espaces sous-arachnoïdiens et les ventricules était normal.

L'abcès du cerveau était parfaitement enkysté et, s'il siégeait au voisinage de l'os carié, il n'y avait pourtant aucune communication entre l'os et le sac. Le Dr Norton n'ose affirmer qui fut primitif de l'abcès du cerveau ou de la carie de l'orbite.

Observation XII

Renton, *Ophtalmic Review*, 1886, p. 206
(in *Rev. d'opht.*, 1886, p. 478).

Abcès cérébral par périostite orbitaire.

Garçon, dix-sept ans, admis à l'hôpital ophtalmologique de Glascow pour inflammation du tissu cellulaire de l'orbite droite datant de dix jours. Incision à la face interne de la paupière supérieure. Pus. Drainage.

Mort le vingt-cinquième jour, précédée de spasmes du côté gauche du corps.

A *l'autopsie* on trouve le plafond de l'orbite nécrosé sur une grande étendue, mais sans perforation.

Abcès dans la moitié antérieure du lobe frontal droit sans qu'il y ait de communication directe entre le pus de l'orbite et l'abcès du cerveau.

Observation XIII

W. B. Mackay, *Edinburgh medical Journal*, 1886, vol. XXXII, p. 125[1].

Abcès intra-orbitaire. — Hémiplégie.
Abcès sous dure-mérien.

C. P..., trente-sept ans, marin, admis le 20 avril 1885. Depuis treize jours il est traité pour une périostite suppurée du rebord orbitaire de l'os frontal gauche opérée par M. Berry. Trois jours avant l'admission, la température est montée à 39 degrés bien que la plaie fut guérie et que le malade ait paru jusque-là en bonne santé.

Le jour de son admission il présente un gonflement marqué au niveau du frontal gauche ainsi qu'au niveau de la bosse frontale, envahissant les sourcils et les paupières. Petite cicatrice au niveau du sourcil, reste de l'opération antérieure. Le patient est hébété et somnolent, les yeux sont mi-clos. Respiration profonde et rapide. Interrogé, le malade essaie, de répondre mais ne peut prononcer un seul mot, il est donc *aphasique*. Langue sèche avec enduit jaunâtre. Dents fuligineuses. Pupilles égales légèrement contractées, réagissant bien à la lumière. T. = 37°7.

Incision dans la région enflammée, au niveau du sourcil. Pas de pus. Pansement. Glace sur la tête.

Le jour suivant, 21 avril, même état. Le professeur Chiène appelé en consultation diagnostique une suppuration intra-cranienne et propose une trépanation immédiate, mais l'intervention est remise au lendemain. Le malade

[1] On trouve cette observation résumée dans la thèse de Decressac, *Contribution à l'étude de la chirurgie du cerveau*, P. 90.

reste dans le même état jusqu'à 5 h. 30 du soir. A partir de ce moment, série de spasmes cloniques rapides des muscles du côté droit de la face, de l'angle de la bouche, des ailes du nez, de la lèvre supérieure. Ces spasmes continuèrent pendant deux minutes environ et cessèrent. La respiration pendant le même temps fut à type de Scheyne-Stokes. T. = 38 degrés. Pouls plein. Transpirations profuses. A minuit, paralysie du facial droit.

Le matin du 22, hémiplégie droite complète. Le patient accuse de la douleur à la pression profonde de la région pariétale gauche. Trépanation par M. Berry. La couronne de trépan est appliquée 2 pouces en arrière et 1 pouce au-dessus de l'angle externe de l'orbite sur le frontal gauche. On ne trouve pas de pus dans le diploé ni entre l'os et la dure-mère. Ponction de la dure-mère, un peu de pus s'en échappe. Une ouverture est faite et une sonde conductrice introduite lorsqu'il s'échappe environ 2 onces de pus (60 grammes environ). Pansement.

Aussitôt l'écoulement du pus, des secousses cloniques rapides se produisent du côté droit de la face, identiques à celles qui avaient été notées auparavant, synchrones avec des mouvements également cloniques des mâchoires. En même temps le bras droit est animé d'une série de mouvements spasmodiques, flexion et supination convulsives de l'avant-bras, alternant avec des mouvements de pronation partielle et d'extension, pendant que les doigts et les poignets étaient animés de mouvements de flexion et d'extension (mouvement de saisir). La rapidité de ces mouvements était d'environ 80 par minute. Ils continuèrent avec de courtes rémissions pendant près de deux heures, puis diminuèrent progressivement de rapidité et d'intensité. Après que les mouvements de la face eurent cessé, la bouche resta ouverte. De légères secousses animaient la langue; elles furent les dernières à disparaître. Le malade reste alors tranquille, il semble reconnaître sa femme et lui tend la main gauche. Il prend un peu de lait qu'on lui donne. L'hémiplégie droite totale persiste toujours.

Bientôt l'état se mit à empirer graduellement. La respiration devient stertoreuse, la pupille ne réagit plus à la lumière.

23 avril.— A 4 heures du matin, température 103 degrés F. (39°) qui monte progressivement à 107°2, F. (41°7).

Localisation de la lésion. — L'aphasie indiquait la circonvolution de Broca ; les mouvements de la face notés le 21 avril indiquaient une irritation des parties plus élevées de l'écorce, la survenue graduelle d'une hémiplégie complète indiquait un envahissement avec paralysie graduelle de toute la région voisine de la scissure de Rolando. C'est pourquoi la couronne de trépan fut appliquée de façon à tomber sur le pied de la scissure de Rolando.

Cette vue fut confirmée par l'*autopsie*. On trouva une perforation par nécrose de la plaque orbitaire du frontal, au voisinage de l'angle externe, à travers laquelle le pus avait passé dans la cavité cranienne. La dure-mère paraît extérieurement saine ; lorsqu'on l'enlève la surface des deux hémisphères, est trouvée baignant dans une nappe de pus beaucoup plus épaisse du côté gauche. Les circonvolutions voisines de la scissure de Rolando et la frontale inférieure sont aplaties. L'hémisphère gauche du cerveau est œdématié.

Observation XIV

Treacher Collins et C.-H. Walker. Two cases orbital cellulitis, with necrosis of the horizontal plate of the frontal bone accompagned by cerebral abscess. *(The royal London ophtalmic Hospital Reports,* vol. XII, 1888-1889, p. 281, obs. II.)

Nécrose avec perforation de la voûte orbitaire. — Abcès encéphalique.

Bertha B..., âgée de quinze ans, gonflement douloureux au

niveau de l'œil gauche, survenu trois semaines auparavant et augmentant de plus en plus. Pas de causes apparentes.

Le 11 mai 1888 on constate un gonflement considérable de la paupière supérieure gauche s'étendant jusque vers la racine du nez et, en haut, sur le front. A la partie interne du rebord orbitaire fluctuation due à un abcès pointant en cet endroit. Sous anesthésie on fait une incision de 3/4 de pouce parallèle à la partie interne du sourcil et un peu au-dessous. Il s'écoule environ 2 drachmes (30 gr.) de pus épais. L'exploration de la cavité montre une large surface d'os dénudé du côté interne du plafond de l'orbitre. Drainage et pansement.

Le lendemain, le gonflement a diminué beaucoup et la malade ne souffre plus. La température est normale. Les jours suivants, manque d'appétit, faiblesse et apathie. La température ne dépasse pas 37° 7. Il ne s'écoule que peu de pus par l'ouverture.

18 mai. — Une semaine après l'ouverture de l'abcès la malade paraît plus fatiguée. Elle est assoupie et se plaint d'un violent mal de tête du côté droit. Inappétence presque absolue, langue chargée, pouls petit et rapide, 100 à la minute, respiration superficielle, 30 à la minute, peau sèche et brûlante, figure animée. Les bords de la plaie sont pâles, il ne s'écoule plus de pus et le drainage semble inutile. Rien du côté de la poitrine ou de l'abdomen. Examen ophtalmoscopique négatif. Vers minuit, même état. Température 37° 7.

19 mai. — Au matin, la malade semble mieux, elle a pu dormir quelques heures. Mais à 6 h. 30 l'assoupissement recommence. A 8 h. 45 l'état empire subitement, coma, respiration stertoreuse, face congestionnée. Pouls très irrégulier, 60 à 80 à la minute. Température 37° 6. Pupilles inégales. *Pas de lésion ophtalmoscopique*. Pas de symptômes unilatéraux. La malade resta dans cet état pendant dix heures, puis la respiration devint de plus en plus laborieuse. Mort à 11 h. 30 du matin.

Autopsie. — Un peu en arrière, au niveau du toit de l'orbite l'os est dénudé sur une assez grande étendue. Au moment où on enlève la calotte cranienne, il s'échappe une certaine quantité de pus. Il provient d'un abcès du lobe frontal gauche, situé à environ 1/4 de pouce de la surface et communiquant en arrière avec le ventricule latéral gauche. La cavité, qui a les dimensions d'un œuf de poule, est pleine d'un pus grumeleux, de couleur rougeâtre, sans odeur spéciale. Les parois de l'abcès sont recouvertes d'une substance glaireuse. Il n'y a aucune membrane distincte séparant l'abcès de la substance cérébrale. Tout autour de l'abcès la substance blanche est ramollie et rougeâtre. Le corps strié gauche est ramolli et, certainement, plus petit que le droit. Les circonvolutions cérébrales sont un peu affaissées et les veines distendues.

Pas de pus ni aucune trace d'inflammation dans l'autre ventricule. Le reste de la substance cérébrale est également sain. Les méninges au niveau de la surface supérieure des hémisphères sont saines, mais à la base du cerveau il y a des signes de méningite. La pie-mère est opaque et l'espace sous-arachnoïdien plein de liquide semi-purulent.

Aucune trace de suppuration où de thrombose du sinus longitudinal supérieur ou des autres sinus veineux.

La dure-mère est adhérente au lobe frontal gauche et vient avec le cerveau, quand on enlève ce dernier, abandonnant la portion orbitaire du frontal qui est rugueuse et cariée. Au centre de celte carie qui a 1/2 à 1 pouce de long d'avant en arrière et 1 pouce de large, se trouve une petite perforation à travers laquelle une sonde de bonne dimension peut traverser l'orbite pour ressortir par la plaie du sourcil. Dans la dure-mère, au point correspondant. se trouve une toute petite perforation, mais on ne peut découvrir aucune communication avec la cavité de l'abcès cérébral.

Rien du côté des sinus frontaux ou ethmoïdaux, ni ailleurs. Les autres organes n'ont pas été examinés.

Les auteurs font remarquer l'insidiosité de l'évolution des lésions cérébrales et l'absence d'œdème ou de névrite optique.

Observation XV

Zeller. Réunion libre de chirurgie de Berlin, séance du 14 mars 1892 (in *Berliner Klinische Wochenschrift*, 1892, p. 860).

Trépanation pour abcès du lobe frontal consécutif à un phlegmon de l'orbite. — Guérison.

Zeller présente une fillette de treize ans qu'il vient de trépaner pour un abcès d'un des lobes frontaux du cerveau.

La malade présenta vers le milieu de janvier les symptômes d'une grippe au cours de laquelle se développa un phlegmon de l'orbite droite qui fut incisé à la clinique du professeur Hirchberg.

A son entrée à l'hôpital on fit, le long du rebord orbitaire supérieur, une large incision qui arrêta la suppuration. Mais bientôt apparurent des symptômes d'irritation cérébrale : vomissements violents, fortes douleurs dans toute la tête.

Vers le milieu de février on trouva, à l'examen ophtalmoscopique, une forte injection vasculaire bilatérale, et, à gauche, de l'œdème de la papille. La marche chronique de l'affection et la localisation de la douleur du côté droit du front au voisinage de la ligne médiane firent rejeter le diagnostic de méningite.

Aussi, le 29 février, le diagnostic d'abcès cérébral du lobe frontal droit fut-il définitivement porté. Les symptômes étaient particulièrement nets, vomissements, douleur de tête localisée au côté droit du front; pouls ralenti, 60 à la minute ; neuro-rétinite avec stase papillaire et hémorragie rétinienne à gauche, pendant qu'à droite, contrairement au côté opposé, on ne trouvait qu'un peu d'injection vasculaire et un très léger œdème de la papille.

Ni fièvre, ni troubles intellectuels.

1er mars. — L'enfant est opéré par le professeur Sonnenburg, Dans la supposition que l'inflammation était partie du toit de l'orbite droite, l'ancienne cicatrice située le long du rebord supérieur de l'orbite fut ouverte à nouveau. On trouva une petite perte de substance de la paroi supérieure de l'orbite, mais après grattage des bords on ne trouva aucune perforation conduisant dans le crâne. Aussitôt, une incision verticale fut menée sur la moitié droite du front et l'on trépana le frontal près de la ligne médiane. La dure-mère mise à nu ne battait pas. Une ponction exploratrice montre la présence d'un pus blanc crémeux dans la partie antérieure du lobe frontal droit. Après ouverture, il s'écoule environ 60 grammes de pus. Aussitôt la ponction, les battements cérébraux reparurent et le pus s'écoula en saccade par le drain introduit dans la cavité de l'abcès.

9 mars. — Le drain put être enlevé. Aujourd'hui, 14 mars, la plaie cutanée est presque fermée. On peut espérer que la guérison est définitive. La malade depuis son opération a repris de 3 kilogrammes.

Observation XVI

Baas. Rechtsseitige eitrige Parotitis. Darauf Orbitalphlegmone, zuerst recht, dann links, unter Gehirnerscheinungen. Tod an multipler Gehirnabscess. (*Klinische Monatsblätter für Augenheilk.*, 1893, p. 85).

Double phlegmon orbitaire. Abcès cérébraux multiples.

Thérèse Graf, vingt-neuf ans, domestique, est opérée pour la seconde fois en hiver 1878, pour une inflammation de la parotide du côté droit. Dans la suite survinrent des symptômes inflammatoires du côté de l'orbite droite puis gauche avec fièvre et exophtalmie.

24 décembre 1878. — Œdème inflammatoire des paupières des deux côtés, mais plus marqué du côté gauche que du côté droit. Le globe oculaire gauche, qui est plus proéminent que le droit, paraît comme projeté en dedans et en bas. Rougeur et chémosis marqué.

Rien du côté de la cornée, ni de l'iris, ni des pupilles. Du côté de la papille gauche on ne trouve qu'un peu de congestion veineuse. La droite est normale.

Protocole de l'*autopsie* faite le 15 janvier 1879, par Manz. Forte hyperhémie du cerveau. Dans le lobe antérieur droit du cerveau, abcès de la grosseur d'un œuf de poule. Un autre plus petit dans le lobe occipital du même côté avec ouverture dans le ventricule.

L'os est partout intact. A droite, à la partie supérieure et postérieure de l'orbite en un point où le périorbite semble prêt à se rompre se trouve un abcès de la grosseur d'une noisette contenu dans le tissu cellulaire infiltré.

A gauche le tissu cellulaire est infiltré et enflammé, et, dans la partie supérieure de l'orbite, on trouve la trace d'une inflammation phlegmoneuse non encore collectée.

Observation XVII

Gallemaertz. Société des sciences médicales et naturelles de Bruxelles, séance du 28 octobre 1893 (in *Gaz. hebdom.* 1893, p. 537).

Phlegmon bilatéral. — Méningite. — Abcès intracraniens (sous osseux et sous dure-mérien).

Dans le cas suivant il s'agit de l'évolution d'un phlegmon des deux orbites survenu à la suite de la rougeole chez un enfant de deux ans.

G... voit l'enfant pour la première fois le 22 septembre. Elle est malade depuis huit jours et se trouve dans un état grave. Du côté de l'œil gauche les paupières fermées sont tendues, sillonnées de veines bleuâtres. Le globe est immobile. A droite, du pus sourd entre les deux paupières vers l'angle externe. Le globe est immobile en légère exophtalmie.

Ponction des abcès droits et gauches. Ils contiennent tous deux du staphylocoque.

24 septembre. — Petit abcès de la région pariéto-temporale droite. Incision.

26 septembre. — État général grave. Mort le lendemain.

Autopsie. — Dans la fosse temporale droite, foyers purulents disséminés avec décollement et destruction du périoste dans une étendue de 1 à 2 centimètres. Méninges troubles et congestionnées, trainées purulentes le long des vaisseaux à la base et à la convexité.

Le lobe sphénoïdal gauche du cerveau est en suppuration à son extrémité antérieure.

Pus dans le sinus caverneux des deux côtés.

Clapier purulent sous-osseux, au-dessus de la petite aile du sphénoïde en communication à travers l'écaille du temporal avec l'abcès périosté de la région temporo-pariétale droite.

Les os des parois de l'orbite sont intacts. Le tissu cellulaire est en suppuration des deux côtés. Le pus passe de l'orbite dans le sinus à travers la fente sphénoïdale et par la veine ophtalmique remplie de pus.

Observation XVIII

Stuffler. Ascesso endocranico consecutivo ad ascesso retrobulbare (*Ann. di Ottalmologia*, 1894, p. 483) (in *Klin. Monatsbl. f. Augenh.*, 1899, p. 306).

Abcès rétro-bulbaire. — Abcès endocranien (sous-osseux).

Ce cas est des plus intéressants car, à la suite de l'intervention chirurgicale, il guérit parfaitement.

Enfant de un an et demi, maladif depuis sa naissance. Quatorze jours après l'accouchement, début d'une exophtalmie graduellement croissante de l'œil droit.

Au moment de sa réception à la clinique, il était déjà dans le coma. Le pouls et la respiration étaient accélérés et de temps en temps apparaissaient des phénomènes convulsifs. Dans la moitié droite de la figure vers le front, vers le nez, la joue et la tempe, siégeait une tuméfaction de vilaine coloration qui s'étendait jusqu'au bord libre des paupières très tuméfiées et semblait repousser le globe oculaire droit en dehors de l'ouverture palpébrale. Il surplombait le globe oculaire gauche au moins de 1 centimètre. L'examen du fond d'œil, pratiqué comparativement au fond de l'œil gauche sain, ne montrait qu'une papille un peu rouge, avec quelques artères et veines distendues.

Saillie fluctuante vers les deux tiers externes de l'arcade sourcillière.

Avant toute autre médication, incision de près de 3 centimètres au niveau de la saillie fluctuante. Il s'écoule une grande quantité de pus mêlée de sang. Avec la sonde on sent, dans la profondeur de l'orbite, l'os en partie dénudé et rugueux.

L'intervention n'améliora pas l'état général : température, coma et mouvements convulsifs redoublèrent. Sur ces entrefaites, deux jours plus tard, apparut dans la région temporo-pariétale sous le cuir chevelu, une tumeur de 4 à 5 centimètres de haut, dont le contenu oscillait avec les mouvements de la tête Sur cette tumeur, incision de 5 centimètres de long, du fond de laquelle on extrait un séquestre osseux de 14 millimètres de long et presque 10 millimètres de large. Aussitôt il s'écoule une nouvelle quantité de liquide séro-purulent dont l'examen bactériologique ne donne que du staphylocoque.

Pansements antiseptiques pendant deux mois. Amélioration constante de l'état général en même temps que l'œil devenait normal et reprenait progressivement sa place, Départ le cinquième jour,

Deux ans après, le petit malade a été revu Il était bien portant. L'œil était absolument normal.

Observation XIX

Szulislawsky. Ueber die Entstehung von Gehirnabscessen narch Orbitalphlegmone (*Klin. Monatsbl. f. Augenh.*, 1899, p. 289).

Phlegmon de l'orbite. — Abcès encéphalique.

Bar Jean, vingt-deux ans, ouvrier jusqu'alors bien portant, se présente à la clinique le 22 janvier, racontant qu'il a reçu le 20 janvier un coup de pelle au voisinage de l'œil gauche à la suite duquel il perdit connaissance.

L'examen donne les signes suivants du côté de l'œil gauche : les deux paupières sont enflées, infiltrées de sang. Au niveau du bord interne de la paupière inférieure, un peu en-dessous et en-dehors du sac lacrymal, plaie coutuse avec bords déchiquetés conduisant dans un trajet s'étendant en arrière et en haut. La sonde pénètre facilement jusqu'à 47 millimètres de profondeur où elle est arrêtée par une résistance dure et unie, l'os recouvert du périoste. Dans toute la longueur du trajet s'écoule un pus épais, particulièrement lorsqu'on presse le globe oculaire contre la paroi interne de l'orbite. La sonde ne trouve rien de suspect, particulièrement aucun débris osseux ou corps étranger. Le long du bord adhérent de la paupière inférieure, éraflure superficielle de 30 millimètres de long. A 15 millimètres au-dessous de l'angle externe de la paupière, au niveau de l'arcade zygomatique, plaie coutuse recouverte d'une croûte. Exophtalmie. La mobilité de l'œil est limitée en tous sens, mais particulièrement en dedans et en haut. Chémosis conjonctival. Rien du côté de l'œil même. Pendant le lavage de la blessure, le liquide s'écoule en partie par le nez. Pansement antiseptique.

Pendant les quatorze jours suivants, écoulement de pus abondant, bien que l'enflure ait sensiblement diminué et que la motilité soit en partie revenue.

9 février. — Un petit corps blanchâtre se montre dans la plaie. A un premier examen, on le prend pour le cartilage tarse en partie dénudé, mais plus tard on croit qu'il s'agit d'un fragment osseux détaché et fortement enclavé dans la profondeur. On l'extrait au moyen d'une pince. Il s'agissait d'un fragment de bois de 29 millimètres de long sur 7 de large et 1 1/2 d'épaisseur. A partir de ce moment, l'écoulement de pus diminue rapidement, la plaie bourgeonne et se ferme rapidement.

14 février. — Dans la nuit, forte douleur de tête. Température le matin 38°4. P. = 90. Rien d'anormal que la constipation. Le soir, température 37°8.

15 février. — La céphalée a diminué un peu. Température 37°7 le matin, 36°6 le soir. Fond d'œil normal.

A partir de ce jour, le malade reste absolument sans fièvre, se plaignant d'une céphalée modérée et de manque de force. P. = 70, régulier et plein.

17 février. — Deux vomissements.

21 février. — Depuis deux jours vertiges. Le père du patient demande avec insistance, malgré toutes les objections et tous les conseils, la sortie du malade. La plaie est en bonne voie de cicatrisation, les mouvement de l'œil normaux. Le malade est si fatigué qu'on le laisse partir sans examiner l'acuité visuelle ni le fond d'œil.

25 février. — Mort. Deux jours plus tard, exhumation et *autopsie médico-légale.*

Bulbe intact. Paroi osseuse de la cavité orbitaire recouverte de son périoste et ne présentant pas trace de lésion. Enveloppes cérébrales normales, nulle part il n'est possible d'y trouver trace d'inflammation. Les vaisseaux sont remplis de sang, mais aussi bien dans les vaisseaux que dans les sinus, on ne peut rien trouver d'anormal. A la coupe du nerf optique, rien d'anormal macroscopiquement.

Dans le lobe frontal gauche, abcès de la grosseur du poing qui, d'un côté, communique avec le ventricule latéral et, de l'autre, s'étend presque jusqu'à la pie-mère, de telle sorte qu'il ne subsiste plus qu'une mince couche de substance grise.

Rien ailleurs.

L'auteur fait remarquer qu'au début, vers le 14 février, jour où débutait la céphalée et où la température atteignait 38°4, la première pensée fut pour la méningite. Mais voyant la température le lendemain soir tomber à 36°6, l'état général paraître meilleur, il pensa à la possibilité d'un abcès cérébral métastatique et fut confirmé par la suite dans cette hypothèse par l'absence de fièvre, la faiblesse croissante, la céphalée, les vertiges, les vomissements.

Il fait également remarquer que, six jours avant la mort, l'examen ophtalmoscopique a été négatif, l'absence de névrite optique ou d'œdème papillaire n'était pas suffisant cependant pour faire rejeter ce diagnostic.

INDICATIONS BIBLIOGRAPHIQUES

QUE NOUS N'AVONS PU RETROUVER

Teierlinck. Extraction d'une molaire. Abcès de l'orbite et du cerveau, cité par *Dagilaiski* (loc. cit.)

Walton, Périostite de l'orbite. Abcès du cerveau (*Medical Times and Gazette*, 1855, p. 217, cité par *Berlin*, p. 533).

Godlle, Suppuration de l'œil gauche. Enucléation. Mort. Abcès du Pont de Varole *(Medical Times and Gazette*, 1883, p. 484).

Gull, Abcès du cerveau communiquant avec un abcès de l'orbite *(*cité par *Norton, loc. cit.)*

Seguin, Abcès du lobe frontal par nécrose de l'orbite *(Bull. of. the New-York, path. Soc.*, t. I, p. 33).

B. Les lésions inflammatoires intéressent l'orbite et une cavité voisine.

A. SINUS MAXILLAIRE

Observation XX

Fischer, *Klinischer Unterricht in der Augenheilkunde*, p. 9. Pragues, 1832 *(in* Demarquay, *Traité des tumeurs de l'orbite.* Paris, 1860, p. 145 et Schwendt, Th. *Doctorat*, Bâle, p. 89).

Inflammation phlegmoneuse du tissu cellulaire de l'orbite consécutive à l'extraction d'une dent. — Sinusite maxillaire. — Perforation du plancher et de la voûte de l'orbite. — Abcès du lobe frontal.

J. S..., cordonnier, âgé de vingt-sept ans, robuste, mais adonné à la boisson, s'était fait arracher une molaire de la mâchoire supérieure gauche. Cette opération fut suivie de gonflement et de rougeur du côté de la face.

17 avril. — Frissons, photophobie et douleurs de tête intolérables ; la moitié gauche de la face et les paupières de ce côté se tuméfièrent brusquement.

18 avril. — Les paupières et la joue gauche sont très enflées. Les phénomènes s'accentuent d'heure en heure.

Les jours suivants, fièvre intense et phénomènes inflammatoires.

23 avril. — La fluctuation étant distincte à l'angle interne de l'œil, on ouvrit l'abcès. Il s'en écoula une grande quantité de pus fétide, jaune verdâtre.

Cette ouverture ne soulagea que momentanément le malade.

1-7 mai. — Le malade ne se plaignit que d'envies fréquentes et irrésistibles de dormir.

9 avril. — Somnolence ; douleurs dans la moitié gauche de la tête ; vomissements glaireux et bilieux ; pouls lent, mou et plein. On pensa qu'un épanchement purulent avait eu lieu à l'intérieur du crâne. Vers 4 heures, convulsions des extrémités supérieures droites ; respiration stertoreuse; insensibilité ; écume aux lèvres. Enfin, tremblement des extrémités. Coma et mort le 10 mai au matin.

Autopsie. — On trouva les vaisseaux sanguins de la dure-mère fortement distendus. Cette membrane, sur le point où elle recouvre le lobe antérieur de l'hémisphère cérébral est devenue d'un gris sale. Pie-mère fortement injectée, surtout à gauche.

Le lobe frontal contient une grosse collection purulente communiquant avec le ventricule latéral, qui est en partie rempli de pus. La couche optique du côté gauche est d'un gris brunâtre et de consistance molle. La surface inférieure du lobe frontal gauche offre le même aspect. Le Pont de Varole est complètement recouvert de pus et sa substance est ramollie. Le quatrième ventricule est plein de pus.

La voûte de l'orbite, dans une étendue de 1 pouce de diamètre est d'une teinte gris bleuâtre et si friable que la moindre pression suffit pour la perforer. Il existe même déjà au milieu de cet espace une perforation qui met en ce point l'abcès du cerveau en rapport avec l'orbite.

Le plancher de l'orbite était également gris bleuâtre et

perforé, de telle sorte que la sonde pénétrait dans l'antre d'Higmore et jusque derrière le voile du palais. L'antre était plein de pus.

Observation XXI

Foucher, *Gazette des hôpitaux*, 1856, p. 35 ? *(in* Salvat, *Des complications inflammatoires de l'orbite dans les sinusites maxillaires* th. Paris, 1895, obs. IX).

Inflammation du sinus maxillaire. — Suppuration de l'orbite. — Abcès du cerveau. — Mort.

Zoé D..., âgée de trente-huit ans. Inflammation ancienne de l'antre datant de deux ans. Poussée aiguë récente. La suppuration gagne le cou et l'orbite. Mort dans le coma.

Autopsie. — Pas de dénudation osseuse. Abcès du cerveau.

Observation XXII

Bauby, Complications orbitaires des empyèmes du sinus maxillaire *(Arch. d'opht.*, 1897, p. 770, obs. II).

Empyème du sinus maxillaire. — Ostéopériostite orbitaire avec perforation de la voûte. — Abcès du lobe frontal. Mort.

Albert V..., vingt-huit ans, entre le 12 octobre 1894 à l'Hôtel-Dieu de Toulouse. Ni tuberculose ni syphilis dans ses antécédents. Dents gâtées à la mâchoire supérieure gauche. Depuis le mois de janvier 1894, il ressent des douleurs à l'angle interne de l'œil gauche avec des périodes de rémission.

9 octobre. — Douleurs de tête.

10 octobre — Œdème de l'œil gauche avec exophtalmie.

Écoulement purulent par la narine augmentant par la pression sur le globe oculaire.

12 octobre. — A son entrée, incision sur le rebord inférieur de l'orbite. Pus assez abondant.

16 octobre. — Trépanation du sinus. Amélioration peu considérable.

27 octobre. — Nouvelle intervention. La paroi antérieure du sinus et le plancher de l'orbite sont détruits par la suppuration. On les retire en fragments nécrosés. Le sinus est plein de pus et de fongosités. La paroi nasale est nécrosée. L'apophyse montante du maxillaire, les os propres du nez, sont également nécrosés.

Malgré l'intervention, la prostration persiste. Mouvements convulsifs par crises. Mort, 3 novembre.

Autopsie. — Ni méningite, ni phlébite. Le bord antérieur du lobe frontal gauche est ramolli, pâteux. En essayant de le soulever, on fait jaillir un flot de pus d'une cavité de la substance cérébrale du volume d'un œuf de poule. Adhérences à l'étage antérieur de la base du crâne dans la région de la voûte orbitaire. Rondelle osseuse nécrosée, amincie, infiltrée de pus au centre de la voûte orbitaire. Le tissu graisseux rétro-oculaire est détruit.

Pas de phlébite des sinus.

Le pus de l'abcès cérébral contenait du pneumo-bacille de Friedlander.

Les étapes de l'affection semblent les suivantes : sinusite maxillaire alternativement ouverte et fermée. Fermeture définitive. Accidents aigus de rétention. Ostéite nécrosante des parois orbitaires. Phlegmon rétro-oculaire. Ostéo-périostite de la paroi interne et supérieure de l'orbite. Abcès du cerveau.

B. SINUS FRONTAL

On trouve publiées un certain nombre d'observations d'abcès cérébral dans des cas d'ostéopériostite ou phlegmon de l'orbite accompagnés ou précédés de sinusite frontale. Dans deux ou trois cas, par suite de l'évolution orbitaire d'une sinusite frontale, on aurait pu croire, au moins momentanément, à une ostéo-périostite primitive de l'orbite et peut-être même rester dans cette erreur jusqu'à ce que l'autopsie ait permis de se rendre compte du siège des lésions.

Nous n'avons pu trouver aucune observation où le développement de l'abcès cérébral puisse être mis assez sûrement sur le compte de l'ostéopériostite orbitaire.

On trouvera réunies dans un travail de Rafin *(Arch. gén. de Méd.*, 1897, — 2 — p. 409 et 698), la plupart des observations publiées de sinusites frontales avec complications cérébrales.

Voici très résumée une observation où les symptômes ont été suffisamment prononcés du côté de l'orbite pour donner le change.

Observation XXIII

Bousquet, *Société anatomique*, octobre 1877, *in Progrès médical*, 1877, p. 972 et Raffin, *loc. cit.*

Ostéopériostite orbitaire. Sinusite frontal. Abcès encéphalique.

Ch. Trem., soldat, le 16 septembre 1877.

Abcès dans la région supérieure de l'orbite. Le point le plus fluctuant semble siéger sous l'arcade sourcillière entre le nerf sus-orbitaire et l'artère frontale. Ponction. Pus extrêmement fétide, Os dénudé et rugueux. En somme abcès sous-périosté de l'orbite avec nécrose du frontal.

Etat de torpeur durant quinze jours.

3o septembre. — En trois fois, pertes de connaissance avec contracture.

2 octobre. — Trépanation du frontal sans résultats. Mort à 2 heures du soir.

Autopsie. — Le sinus frontal droit est rempli de matière caséeuse et communique par deux perforations d'une part avec la cavité orbitaire, de l'autre avec l'étage antérieur du crâne. Dans le lobe frontal cavité purulente du volume d'un œuf de poule limitée par une membrane pyogénique.

C. CELLULES ETHMOIDALES

Observaton XXIV

Chauvel, *Gaz. des Hop.*, 1876, p. 979.

Syphilis ancienne. Carie nécrosique de l'ethmoïde. Abcès intra-cranien (cortical et sous-dural).

M..., trente-cinq ans. Antécédents syphilitiques. Ecoulement purulent par le nez et par une fistule à l'angle supérieur et interne de l'orbite.

31 juillet 1876. — Somnolence le jour. Agitation la nuit. Pas de fièvre. Céphalée frontale. Réponses difficiles. Mémoire incertaine. Pas de paralysie. La paupière supérieure gauche est le siège d'un gonflement diffus et violacé. La région n'est pas douloureuse à la pression. Le globe de l'œil est déjeté en dehors et en bas

A l'angle interne et supérieur de l'orbite gauche petit pertuis par lequel il s'écoule à peine une goutte de pus. Le stylet arrive sur la paroi interne de l'orbite dont les os sont à nus et cariés.

Du pus s'écoule par les narines.

3 août. — Somnolence le jour. Grande agitation la nuit. Hémiparésie gauche. Dans la nuit la stupeur augmente. La respiration devient stertoreuse.

Mort le 4 août à 6 heures.

Autopsie. — Rien à la convexité des hémisphères. La dure-mère qui tapisse les fosses cérébrales antérieures est rouge et injectée. La face inférieure des lobes cérébraux est recouverte de pus verdâtre. La partie antérieure des lobes frontaux est infiltrée de pus et ramollie particulièrement la partie antérieure du lobe frontal gauche dont la couche corticale est réduite en bouillie. L'épaisseur de la couche altérée est de 5 à 6 millimètres.

La lame criblée de l'ethmoïde est recouverte d'un pus verdâtre comme la face inférieure des lobes frontaux. Le tissu osseux ramolli est comme fondu dans la masse putrilagineuse. La lame criblée de l'ethmoïde s'enlève comme un détritus brun verdâtre.

D. SINUS FRONTAL ET SINUS MAXILLAIRE

Observation XXV

Panas, *Académie de médecine. Bulletin*, 1895, p. 290 et *Archiv. d'opht.*, p. 136.

Empyème du sinus maxillaire. Ostéo-périostite orbitaire. Mort. Perforation de la voûte. Abcès du lobe frontal. Pus dans le sinus frontal.

Garçon, trente et un ans. Entré le 19 avril 1894. Pas d'antécédents personnels. Au commencement d'avril le malade souffre d'une molaire supérieure et remarque que depuis quelque temps il mouche beaucoup.

Vendredi 13 avril. — Il perd complètement la vue. Douleur violente dans tout le côté droit de la face plus marquée dans la région orbitaire. Chémosis. Fièvre.

16 avril. — Les paupières supérieures et inférieures droites ainsi que la joue sont gonflées et œdématiées. Chémosis. Exorbitisme. Rénittence dans le sillon orbito-palpébral.

17 avril. — Incision de la paupière inférieure. Il s'écoule quelques gouttes de pus.

18 avril. — Ouverture du sinus maxillaire. Il s'en écoule du pus fétide.

19 avril. — Incision de la paupière inférieure. Il sort du pus et le stylet montre le plancher dénudé

7 mai. — Température 39° 8. Céphalalgies, raideur de la nuque. Pendant huit jours l'état reste stationnaire avec quelques vomissements. Baisse de l'état général. Mort.

16 mai. — *Autopsie.* On enlève la calotte cranienne avec la scie et au moment où on la soulève dans sa partie antérieure on voit sourdre du sinus frontal droit un flot de pus verdâtre. Le sinus est plein de pus semblable mais les *parois osseuses sont intactes.* Sinus du côté gauche normal.

En soulevant le lobe frontal droit on voit que celui-ci est adhérent à la voûte orbitaire et qu'il présente à ce niveau une teinte brunâtre. En pressant légèrement dessus le tissu se déchire et donne issue à une certaine quantité de pus sanieux.

Pour enlever complètement le cerveau on coupe l'adhérence et l'on constate au niveau de celle-ci que la voûte orbitaire est perforée. L'orifice a les dimensions d'une lentille.

On résèque avec précaution la voûte orbitaire, ainsi que la partie osseuse environnante ce qui permet de constater l'infiltration de l'ethmoïde et de la petite aile du sphénoïde par du pus noirâtre. Le sinus sphénoïdal droit ne contient pas de pus.

Tout le périoste de la cavité orbitaire est spontanément décollé et entre lui et l'os se trouve un vaste espace où se trouve collectionné le pus.

Le cone musculaire ainsi que le tissu cellulo-adipeux de l'orbite sont absolument normaux et comme enveloppés par la collection sous-périostée qui les repousse en avant, d'où l'exorbitis.

L'ouverture des sinus caverneux et des veines qui s'y rendent permet de constater l'absence de toute thrombophlébite.

L'œil enlevé, on constate que le sinus maxillaire communique largement avec la cavité orbitaire.

L'examen de la voûte de l'orbite permet de reconnaître que la perforation osseuse, à peu près circulaire, siège vers le tiers interne de la suture sphéno-frontale au proche voisinage du canal optique. L'os en ce point offre la teinte brunâtre caractéristique de la carie.

Les vaisseaux méningés sont bordés de traînées blanchâtres de pus jusqu'au niveau de la protubérance annulaire.

Les ventricules latéraux sont distendus par un liquide séro-purulent abondant.

Une coupe faite à la partie inférieure du lobe frontal droit au point correspondant à la perforation de l'orbite, démontre l'existence d'un abcès intra-cérébral du volume d'une grosse noix.

Cette poche, tapissée par une fausse membrane, ne paraît pas communiquer avec les ventricules latéraux. Elle occupe la partie centrale du lobe frontal droit.

Tout le tissu cérébral environnant est altéré dans sa couleur et sa consistance.

Rien ailleurs.

Examen bactériologique montre la présence du *staphylocoque* doré dans le pus contenu dans l'orbite et le sinus maxillaire et du *streptocoque* dans le pus de l'abcès cérébral.

E. SINUS FRONTAL ET CELLULES ETHMOIDALES

Observation XXVI

Knapp. — Ein von der Linken Stirnhöhle ausgehender orbitalund cerebralabscess mit tödlichem Ausgang. (*Arch. f. Augenh.* 1880, p. 448.)

Ostéopériostite orbitaire. — Abcès du lobe frontal. — Mort. Sinus frontal, cellules ethmoïdales remplies de pus.

Femme, trente ans, depuis deux ans elle souffrait de douleurs de tête qui duraient parfois quelques heures, parfois tout un jour. La douleur siégeait plus spécialement sur le côté gauche du nez, bien que la malade n'eût jamais souffert de catarrhe nasal. Les dernières semaines elle avait souffert davantage dans la région du front et de l'orbite. Le 18 mars elle eut des frissons, ses paupières du côté gauche enflèrent et l'œil devint saillant. Lorsque Knapp vit la malade, la moitié externe du rebord orbitaire supérieur était rouge, enflée, dure et douloureuse à la pression. Les tissus enflammées semblaient presque faire corps avec le rebord osseux. L'œil était repoussé en avant et en dedans. L'examen ophtalmoscopique ne laissait voir qu'un peu de congestion veineuse de la rétine et un léger œdème circumpapillaire. Le diagnostic hésitait entre une dacryoadénite aiguë et une périorbitis.

Deux jours après, abcès dont la partie la plus saillante était environ à l'union du tiers externe et du tiers moyen de la paupière supérieure, un peu au-dessous du sourcil. A l'ouverture, il s'écoula une grande quantité de pus crémeux.

La malade se sentit soulagée et parut se remettre rapidement. L'ouverture laissa écouler encore quelques jours un peu de pus et se ferma en même temps que disparut le gonflement des paupières et l'exophtalmie.

Six jours après, apparition de mal de tête, de faiblesse, de vomissements fréquents, d'inattention. P. = 50-60.

Au fond de l'œil on ne trouve qu'un peu de *congestion* rétinienne. On n'en diagnostique pas moins un abcès du lobe frontal.

Mort deux jours plus tard.

Autopsie. — Voûte du crâne et méninges de la convexité rien de particulier. La base du lobe frontal dans toute la partie située au-dessus du toit de l'orbite est jaunâtre et adhérente sur une surface de 1 centimètre de diamètre environ. En ce point, morceau d'os nécrosé de même dimension, situé à la partie antéro-interne de la plaque horizontale du frontal. Dans cette partie osseuse nécrosée, perforation pleine de pus conduisant dans le sinus frontal. Les surfaces osseuses voisines sont dépouillées de leur périoste, rugueuses mais non nécrosées. On ne trouve de pus ni contre les parois, ni dans le tissu cellulaire de l'orbite.

Le sinus frontal et les cellules ethmoïdales antérieures sont remplies de pus.

L'orbite ne communique ni avec le sinus frontal, ni avec les cellules ethmoïdales.

Observation XXVII

Plauchu, *Lyon médical*, novembre 1896.

Ostéite fronto-ethmoïdale. — Sinusite frontale. — Abcès du cerveau. (Lobe sphénoïdal). Trépanation. — Mort.

H., vingt-cinq ans, entre le 13 novembre 1896 dans le service de M. Jaboulay. Il est dans un état comateux absolu. Pas de renseignements sur les antécédents. On sait seulement que le malade se plaint de la tête et mouche beaucoup de pus depuis plusieurs jours. Depuis le 10 novembre il n'a plus sa connaissance, les parents ne l'ont pas vu vomir.

Le malade ne répond pas aux questions, ne réagit pas à la douleur. Les membres et la face sont dans une résolution musculaire complète. La respiration est lente et régulière (16 par minute), le pouls bat 60.

Du côté de la face, légère tuméfaction occupant tout l'angle interne de l'œil gauche, les paupières supérieures et inférieures du même côté et la région frontale moyenne. Cette zone œdémateuse s'étend à gauche jusque vers la queue du sourcil. Du côté de l'œil gauche un peu de strabisme externe et de protusion du globe en avant et en dehors. Par les narines et surtout du côté gauche s'écoule un pus grisâtre, assez épais et très fétide.

M. Jaboulay pose le diagnostic d'abcès cérébral consécutif à une sinusite frontale.

Trépanation d'urgence. Incision horizontale à partir de la ligne médiane, le long du rebord sourciller gauche. Evacuation d'une collection du volume d'une petite noix siégeant dans la partie antérieure de l'angle supéro-interne de l'orbite. Le plafond de l'orbite est mis à nu et on arrive dans un foyer d'ostéite siégeant à la jonction de la paroi frontale de l'orbite et de la masse latérale gauche de l'ethmoïde. Les cellules ethmoïdales antérieures sont perforées et l'on pénètre par un orifice de 1 centimètre de diamètre environ dans la fosse nasale correspondante La paroi inférieure du sinus frontal est atteinte aussi d'ostéite et perforée. Le sinus communique directement avec le foyer de suppuration intra-orbitaire.

Malgré les recherches les plus attentives, on n'a pu découvrir de communication entre l'extérieur et la cavité cranienne.

M. Jaboulay pratique alors perpendiculairement à la première une deuxième incision et trépane la paroi antérieure des sinus, puis la postérieure.

Incision de la dure-mère en croix. Elle ne présente aucune trace d'inflammation pas plus que les autres méninges. La partie sous-jacente de l'écorce est de même absolument normale et on observe les battements du cerveau qui sont très nets. A l'aide d'un trocart de moyen volume de l'appareil de Potain, on pratique deux ponctions sans résultat du lobe frontal. Une troisième, dirigée plus profondément vers le lobe temporo-sphénoïdal donne issue à une collection purulente située à 8 centimètres en arrière du lobe frontal. Il s'écoule environ deux cuillerées à bouche d'un pus grisâtre, grumeleux et très fétide. Ponction au bistouri. Drain de 3 millimètres de diamètre et de 8 centimètres de longueur.

Mort à 7 heures du soir sans avoir repris connaissance. Opposition à l'autopsie.

Observation XXVIII

Collin et Walker *(loc. cit.,* obs. I).

Cellulite orbitaire avec nécrose de la portion orbitaire du frontal et abcès cérébral.

John M..., âgé de dix-sept ans, vient le 14 juillet à l'hôpital de Moorfield. Il a reçu il y a un mois une rave sur l'œil gauche. Enflure et ecchymose des paupières disparue en quelques jours. Tout dernièrement la paupière enfla à nouveau et un abcès vint pointer sous le rebord orbitaire supérieur. Incision. Un peu de pus en sort. Drainage.

Deux jours après, l'enflure des tissus de l'orbite a considérablement augmenté, l'écoulement devient fétide et la température monte à 101° F. (38°4), en même temps qu'apparaît du gonflement des paupières du côté droit. L'incision au niveau de la paupière gauche est élargie pour faciliter l'issue du pus.

18 juillet. — (4 jours après l'entrée) à 6 heures du soir, frisson. T. = 107° F. (41°5), gonflement considérable de l'orbite. L'incision fut encore agrandie du côté externe de

l'orbite. La température se maintient dès lors entre 104 et 105° F. (40 et 40°5).

22 juillet. — L'enflure périorbitaire a diminué, mais le 23 apparaît un large gonflement fluctuant sur le pariétal gauche. Une incision donne issue à une grande quantité de pus fétide. Drainage et pansement. Le soir du même jour un abcès apparaît au côté interne du nez ; il est traité de la même facon.

24 juillet. — A 5 heures, T. = 107° F. (41°6). P. = 122. Vomissements. A 10 h. 30, perte de connaissance ; la tête est inclinée à gauche, les bras sont animés de mouvements inconscients. On ne peut pratiquer l'examen ophtalmoscopique du côté gauche à cause de l'état de gonflement des paupières. A 4 heures du soir T. = 104° F. (40°), coma de plus en plus marqué. Mort à 6 heures.

Autopsie. — Du pus s'écoule à la pression par l'incision faite au-dessous du rebord orbitaire près de l'angle externe. Frontal et pariétal dénudés dans une certaine étendue.

Méninges adhérentes surtout du côté gauche, épaissies, jaunâtres et infiltrées. Pus à la surface des circonvolutions, à la partie antérieure.

Thrombose du sinus longitudinal supérieur.

A la partie antérieure de la deuxième circonvolution frontale gauche, exsudat de pus fétide qui conduit dans une cavité du lobe frontal gauche de forme irrégulière, de la dimension d'une noix, à parois verdâtres et déchiquetées et communiquant avec la corne antérieure du ventricule latéral gauche. La paroi antérieure et externe est très mince.

Le ventricule latéral gauche contient du liquide purulent de même le ventricule latéral droit.

Méningite purulente de la base. Pas de perforation à la surface inférieure du lobe frontal gauche.

A la face supérieure de la portion horizontale du frontal, du côté gauche, l'os est dénudé et nécrosé dans l'étendue d'une pièce de 6 penny environ.

A la partie antérieure du toit de l'orbite, en arrière du

rebord orbitaire, portion osseuse également dénudée et nécrosée. A ce niveau, petit abcès sous-périosté.

Pus dans les sinus frontaux et ethmoïdaux.

Rien du côté du rocher ou du sinus latéral gauche.

F. SINUS FRONTAL, CELLULES ETHMOIDALES, SINUS SPHÉNOIDAL ET MAXILLAIRE

Observation XXIX

Hans Schœfer, *Prager Med. Wochensch.*, 1883, p. 189 et Raffin, *loc. cit.*

Ostéite ulcéreuse de l'ethmoïde droite, ostéo-périostite de la paroi interne et supérieure de l'orbite. — Pachyméningite. — Abcès cérébral.

Soldat âgé de vingt-trois ans. Tombe malade le 27 mars : gonflement de la paupière droite, douleurs dans la région orbitaire. Tension dans la région du cerveau. Quelques jours après, écoulement de pus fétide par la narine droite. Gonflement de plus en plus en marqué de la paupière. Fluctuation au niveau du bord orbitaire supérieur.

2 avril. — Incision. Pus fétide.

4 avril. — Abcès de la région zygomatique communiquant avec l'abcès orbitaire.

9 avril. — Incisions et débridements. Céphalée droite, mais bon appétit. P. = 71-80. T. = 37-38.

19 avril. — La guérison paraît en bonne voie. Mais douleur de tête de plus en plus marquée. Apparition à partir de midi de signes méningés non douteux : douleur de tête, vomissements, contractures musculaires, raideur de la nuque. Le soir somnolence.

Mort le 20 au matin.

Autopsie. — Méningite. Abcès cérébral à la base du lobe

frontal de la grosseur d'une noix. Perforation de la dure-mère dans la région orbitaire. La voûte orbitaire est également perforée, l'ouverture a 1/2 centimètre de diamètre. Abcès sous-osseux se prolongeant vers l'os ethmoïde.

Ulcération de la lame papyracée de l'ethmoïde sur une étendue de 1 centimètre de diamètre.

Les deux sinus frontaux sont pleins de pus, de même les cellules ethmoïdales droites.

Pus dans les deux antres d'Higmore.

Observation XXX

Pergens, *Annales d'oculistique,* 1895, p. 281.

Influenza. — Phlegmon bilatéral de l'orbite.
Thromboses veineuses. — Abcès du lobe frontal.

H..., dix-neuf ans. Influenza. Au neuvième jour de la maladie, gonflement inflammatoire des paupières de l'œil droit et gauche. La paupière supérieure gauche est livide, la paupière inférieure presque intacte. On sent en arrière du globe une fluctuation manifeste. Incision au niveau de la paupière inférieure gauche. Issue d'une certaine quantité de pus. La sonde pénètre derrière le globe et sent des parties osseuses cariées appartenant à l'ethmoïde et au maxillaire supérieur. Incision au niveau de la paupière supérieure qui donne également une certaine quantité de pus. La sonde ne rencontre pas de parois osseuses dénudées ou cariées. Pus dans la cavité gauche du nez.

A droite, même évolution, mêmes incisions.

Au douzième jour, on trouve du pus dans les deux narines. Le quatorzième jour, double panophtalmie.

Mort le soir.

Autopsie. — Fonte purulente des deux yeux. Orbite gauche cariée dans ses portions ethmoïdales et maxillaires. Paroi supérieure indemne. Les parois de l'orbite droite sont indemnes. Phlébite des veines ophtalmiques supérieures et inférieures. Thrombose des sinus caverneux, coronaires et pétreux.

Les sinus frontaux et ethmoïdaux sont pleins de pus des deux côtés. Le sinus maxillaire gauche est plein de pus. Le droit, normal.

Le lobe frontal gauche présente plusieurs petits abcès.

Observation XXXI

Schrœder, Phlegmone retrobulbaris. — Abcess im rechten Stirnlappen *(St-Pétersburger Medicinische Wochenschrift*, 1895, p. 56).

Phlegmon rétrobulbaire. — Abcès du lobe frontal droit.

Femme robuste, vingt-cinq ans. Entre le 14 octobre avec un phlegmon rétrobulbaire.

Anamnèse. — Aucune affection générale. Pas de syphilis. Deux enfants sains. Il y a sept ans, ablation d'un polype de la narine droite ayant récidivé depuis. De temps en temps, écoulement inodore de la narine droite. Crises de douleurs de tête, particulièrement au niveau du front et de la tempe durant jusqu'à vingt-quatre heures.

19 septembre. — Accès de céphalalgie. Les jours suivants, douleurs dans la profondeur de l'orbite droite. Cinq jours après, affaiblissement de l'acuité visuelle qui, en deux jours, est devenu de la cécité totale.

Difficulté des mouvements du globe, puis exophtalmie et gonflement des paupières. Céphalalgie continue. Dans les derniers temps, fièvre et faiblesse générale.

Etat présent. 14 octobre. — T. = 40 degrés. Céphalée violente sans localisation. Œil gauche normal Œil droit, paupières enflées, rouges. Chémosis. Cornée limpide. Exophtalmie marquée. Bulbe projeté en avant et un peu en dehors. Mouvements impossibles. Mydriase. Vive sensibilité du rebord orbitaire supérieur à la pression, particulièrement à la partie moyenne. Pas de fluctuation.

A l'ophtalmoscope, papille et rétine blanchâtres. Artères filiformes. Veines tortueuses et peu distinctes. Nombreuses suffusions sanguines (Dr Blessig).

Polypes dans le nez, avec carie osseuse des parois nasales (Dr Lunin).

17 octobre. — Incision sous le rebord orbitaire supérieur. Il s'écoule une grande quantité de pus épais. La sonde montre qu'il y a nécrose du toit de l'orbite, particulièrement dans la partie médiane. Après l'intervention, la fièvre cesse complètement et la douleur périorbitaire, mais la faiblesse générale et la céphalée profonde persistent.

Cinq jours après l'incision, vomissements d'abord rares, puis de plus en plus fréquents. Le soir du dixième jour, P. = 66. T. = 36 degrés.

Le onzième jour, P. = 48. Température variant de 36 à 37. Le pouls et la température restent identiques jusqu'à la mort, qui survient trois jours après, sans symptômes cérébraux. La conscience reste intacte jusqu'au dernier moment.

Autopsie. — Abcès de la grosseur d'une petite pomme dans le lobe frontal droit. Méningite séreuse de l'hémisphère droit.

Empyème du sinus frontal et du sinus sphénoïdal. Carie des cellules ethmoïdales, de la paroi médiane de l'orbite et du toit de l'orbite jusqu'au *foramen opticum.*

On ne trouve pas de perforation du toit de l'orbite.

Nous avons trouvé dans différents auteurs trois autres cas cités comme étant des abcès cérébraux, au cours de lésions inflammatoires de l'orbite. Ces observations nous paraissant douteuses, nous ne les donnerons ici que pour mémoire.

Observation XXXII

Heymann, Geschwulst der Orbita. — Gehirnabscess *(Arch. f. Opht.*, VII-I, p. 135, 1860, cité par Berlin).

Tumeur vasculo-conjonctive de l'orbite. — Ethmoïdite. — Perforation de la voûte du crâne par usure de la paroi osseuse. — Abcès cérébral.

Carle S..., âgé de trente-cinq ans, entre à l'hôpital en décembre 1896 pour une ophtalmie due à une tumeur de l'orbite dont le début remonterait à six mois environ. Aucun trouble de l'état général. Le malade est venu de lui-même à l'hôpital.

A son entrée, langue rôtie. Haleine fétide, œil droit projeté en avant par une tumeur finement lobulée, remplissant tout l'espace resté libre de l'orbite et saillante, surtout du côté nasal. A son centre, ouverture conduisant à la partie supérieure et postérieure de l'orbite où la sonde venait butter contre l'ethmoïde dénudé. Pas de pus dans le canal ni à la surface de la tumeur. La sonde ressort intacte. Aggravation rapide de l'état général.

Au sixième jour, le malade tombe, sans symptômes prémonitoires, dans le coma. Respiration irrégulière. Pouls dicrote et intermittent. Langue rôtie. On pense à la pénétration de la tumeur dans le crâne avec début de méningite. Aucun symptôme délirant ou convulsif jusqu'à la mort qui arrive au bout de vingt-quatre heures.

Une heure après la mort, la tumeur de l'orbite s'affaissa et le globe reprit sa place habituelle.

Autopsie. — Lorsqu'on essaye de soulever le lobe antérieur droit du cerveau, on voit qu'il est fixé par des adhérences solides au toit de l'orbite dans une étendue de 1/2 pouce de diamètre environ. En essayant de rompre ces adhérences, le cerveau se déchire et il s'écoule environ

120 grammes de pus verdâtre. La cavité de l'abcès avait les dimensions d'un œuf d'oie au moins. Parois recouvertes d'un putrilage grisâtre. L'abcès siégeait en plein lobe frontal et était environné de toute part de substance cérébrale. Une petite ouverture le faisait communiquer avec le ventricule latéral droit qui contenait un peu de pus. Liquide verdâtre dans le ventricule latéral gauche. Nappe de pus à la base.

Amincissement du toit de l'orbite et perforation de la dimension d'une lentille avec bords amincis et tranchants, fermée du côté du crâne par la dure-mère épaissie et adhérente. La paroi supérieure de l'orbite ne présentait aucun signe de carie.

L'ethmoïde est infiltré de pus et dénudé.

La tumeur est formée de tissu cellulo-graisseux très riche en vaisseaux.

Observation XXXIII

Panas, *Bulletin de la Société de chirurgie de Paris*, 1873, p. 507, cité par Berlin.

Phlegmon orbitaire. — Méningo-encéphalite consécutive. — Envahissement de la fosse temporale. — Perforation spontanée par ostéite des os du crâne au niveau de la suture écailleuse du temporal. — Mort.

H..., vingt et un ans, entré dans le service le 15 mai 1873 avec tous les signes d'un phlegmon de l'orbite gauche développé au cours d'un érysipèle spontané de la face remontant au 6 mai.

1er juin. — Ponction dans le grand angle de l'œil. Une cuillerée à café de pus bien lié. Drainage.

25 juin. — *Perforation du tympan gauche et écoulement de pus par l'oreille.*

6 juillet. — Cris et attaques épileptiformes.

12 juillet. — Empâtement de la fosse temporale correspondante.

17 juillet. — Douleurs de tête et cris violents.

6 août. — Gonflement dans la région temporale de plus en plus prononcé. Attaque épileptiforme dans la nuit.

5 octobre. — Incision au niveau de la fosse temporale. Une cuillerée de pus sous le périoste décollé. On sent deux perforations du temporal par où le stylet peut pénétrer assez profondément dans le crâne sans qu'il en sorte du pus. Amélioration.

8 octobre. — Nouvel érysipèle qui dure jusqu'au 25. Somnolence, raideur de la nuque.

26 octobre. — Ascension thermique. Attaque épileptiforme. Depuis, fièvre continue. Douleurs de tête. Cris nocturnes. Coma. Mort le 1er novembre.

Autopsie. — Toute la corne sphénoïdale du cerveau (lobe moyen gauche) n'est qu'une bouillie purulente parsemée de foyers purulents. Méninges adhérentes dans toute la fosse sphénoïdale. Perforations osseuses dans la région de l'écaille du temporal.

Ouverture dans la scissure intermédiaire à l'écaille et au rocher qui *faisait communiquer le foyer de la suppuration avec la caisse du tympan.*

Méningite généralisée et suppurée de la base. Rien ailleurs.

Toutes les parties molles de l'orbite situées en arrière de la capsule sont atteintes par l'inflammation, artères et veines ophtalmiques perméables.

L'auteur suppose que l'inflammation érysipélateuse s'est propagée dans le tissu cellulaire de l'orbite et de là dans le crâne par la fente sphénoïdale sans phlébite de l'ophtalmique et que le pus qui s'écoulait par l'oreille prenait sa source dans la lésion intracranienne.

Etant donnée l'otite survenue le 25 janvier, les lésions

du lobe sphénoïdal semblent plutôt sous l'influence de cette otite. Sans faire intervenir la propagation par la fente sphénoïdale, on pourrait invoquer soit la perforation de l'écaille du temporal soit mieux encore, le foyer de suppuration otique avec lequel communiquait le foyer de suppuration intracranienne.

Observation XXXIV

Schüle, Zur Mycosis des Gehirns *(Virchow's Archiv*, Bd LXVII, p. 215, 1876, cité par Szulislawsky).

Phlegmon aigu de l'orbite. — Ramollissement inflammatoire de la substance grise corticale à la partie supérieure de la scissure de Sylvius et de la tête du noyau caudé. — Méningite.

H., quarante-deux ans, atteint de délire des persécutions avec hallucinations. Plusieurs tentatives de suicide.

26 janvier. — Rougeur érysipélateuse de la racine du nez qui s'étend aux paupières et au front. Température le soir 38°6. Les jours suivants l'état fébrile persiste pendant que le gonflement palpébral augmente. Amélioration pendant quelques jours, puis l'état reste sans changement essentiel jusqu'au 3 février. A ce moment le gonflement reprend soudain et sans raison apparente. La température remonte à 39 degrés et le pouls à 120. Mauvais état général. Somnolence progressive.

6 février. — On incise une collection fluctuante de la paupière supérieure gauche. Flot de pus épais et noirâtre. La tuméfaction du front et du voisinage reste sans changement. La respiration devient courte, précipitée. Rire sardonique.

Mort le 8 février à 7 heures du soir.

Autopsie. — A la racine du nez plusieurs petites ouvertures par où s'écoule du pus. Infiltration purulente et œdémateuse des parties molles. Adhérences assez fortes entre la voûte du crâne et la dure-mère. Méninges un peu louches et congestionnées. Exsudat jaunâtre le long de la scissure de Sylvius. La veine de la scissure de Sylvius est remplie d'un magma jaunâtre.

Artères de la base saines. Sinus remplis de sang noirâtre.

Pas de thrombose de la veine ophtalmique.

Le toit de l'orbite enlevé des deux côtés, on voit le périorbite aussi bien dans la couche musculaire qu'au niveau du tissu cellulaire infiltré de pus.

Les os propres du nez, le vomer, les os de la face, les parois de l'orbite sont aussi bien dans leur partie osseuse que dans leur revêtement périosté absolument intacts.

A la coupe du cerveau, forte infiltration séreuse.

A la partie supérieure de la scissure de Sylvius gauche se trouve un foyer de ramollissement de la grosseur d'une petite cerise occupant, pour la plus grande partie, la substance grise. Dans la tête du corps strié droit, foyer de ramollissement rouge jaunâtre avec infiltration séreuse périphérique. Point jaunâtre dans le noyau lenticulaire. Le tout semble de date récente.

Les ventricules contiennent une petite quantité de sérosité.

Abcès dans les poumons et le rein droit.

On peut très bien interpéter ces ramollissements comme des foyers d'encéphalite n'ayant pu évoluer vers la suppuration, par suite de la rapidité de l'évolution de l'affection, ou, des localisations d'une pyohémie dont les abcès trouvés dans le poumon et le rein droit seraient une manifestation.

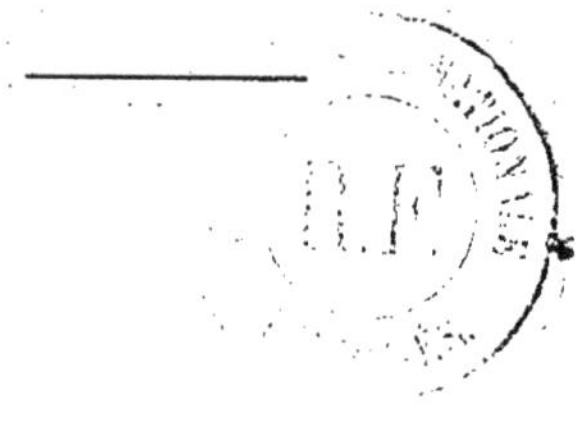

CHAPITRE II

ÉTIOLOGIE

Les observations que nous avons réunies se divisent en deux groupes bien distincts :

1° *Celles où la lésion est uniquement orbitaire* (19 obs.).

2° *Celles où la lésion est consécutive ou s'accompagne* de lésions d'une ou plusieurs des cavités accessoires du nez (12 obs.).

Age. — Si nous reprenons l'âge des malades, nous le voyons varier pour les malades du premier groupe entre 1 an et demi et 40 ans :

5 ont moins de 12 ans.
8 de 12 à 25 ans,
5 ont plus de 25 ans.

La moitié des cas, a, entre 12 et 25 ans.

D'une façon générale, nous pouvons dire que dans nos observations tous les malades, sauf 5, ont moins de 25 ans.

Cela change un peu pour les malades du deuxième groupe. Le moins âgé à 17 ans et le plus 35 ans. Sur 12 cas :

9 ont de 20 à 30 ans
2 ont respectivement 17 et 19 ans,
1 à 35 ans.

Sexe. — Dans le premier groupe on compte 10 hommes pour 8 femmes. Dans le second groupe, il n'y a que 3 femmes sur les 12 cas.

Côté. — Indifférent très probablement, bien qu'il y ait 12 gauches pour 16 droits, ce qui semblerait indiquer une certaine prédominance à droite.

Fréquence. — En cinquante ans, nous n'avons pu trouver que 18 observations publiées d'abcès endocranien à la suite de lésions primitives de l'orbite. Cette complication est donc, en somme, extrêmement rare. Cette rareté est-elle réelle ou tient-elle uniquement à ce que cette complication passe inaperçue. Il serait difficile de le dire. Néanmoins, si l'on tient compte de ce fait que l'ostéopériostite et le phlegmon de l'orbite sont relativement rares, on en peut conclure hardiment que les abcès endocraniens par ostéite et phlegmon de l'orbite sont très rares.

De Grœfe, *Klin. Monatsbl.*, I, p. 5, signale sur 6000 malades par an 3 à 4 cas de périostite suppurative, et nous ne trouvons que 2 cas d'abcès cérébral publiés par lui. De Wecker et Landolt, sur le même nombre de malades, n'en voient que 1 ou 2 cas et n'ont publié nulle part, semble-t-il, d'observation d'abcès cérébral.

Dans quelle proportion les ostéopériostites et phlegmons de l'orbite se compliquent-ils de lésions intracraniennes, il serait difficile également de le dire. Dagilaisky, *loc. cit.*, sur 69 cas de phlegmon de l'orbite donne 4 cas de mort. Schwendt, *Inaug. Dissert.*, Bâle, 1882, sur 44 cas de phlegmon de l'orbite, donne 11 cas de mort par méningite et thrombose, dont deux avec abcès endocranien. FERNANDEZ, Congrès médical panaméricain, Mexico, 96, in *Rev. d'opht.*, 1897, p. 61, sur 30.500 malades donne 28 observations d'ostéite ou ostéopériostite de l'orbite sans parler de la possibilité du développement d'abcès cérébral dans leur cours.

En faisant nos recherches, nous avons parcouru près de 350 observations de phlegmon et ostéopériostite de l'orbite, soit primitifs, soit le plus souvent secondaires à des sinusites voisines pour trouver les 39 observations que nous citons ou reproduisons.

Relations avec la cause de l'infection orbitaire. — *Sur nos 19 observations* d'inflammation primitive de l'orbite, nous trouvons *5 fois une plaie ou un traumatisme* de la région orbitaire dont 2 avec corps étranger. Une fois le traumatisme a porté sur le crâne (obs. XI), mais a pu s'accompagner de lésion indirecte de l'orbite. *4 fois* la lésion orbitaire a évolué au cours ou à la suite d'une infection générale ou locale, angine, grippe, parotidite, rougeole.

Dans notre cas, les lésions de l'orbite ont succédé a une violente angine. La gorge a été signalée plus d'une fois comme porte d'entrée des infections, mais les complications orbitaires des angines semblent des plus rares. VILLARD, *Arch. d'opht.*, 1895, n'a pu en réunir que 7 cas :

4 cas de phlébite de l'ophtalmique,
3 cas de phlegmon orbitaire.

La grippe qui se complique si fréquemment de lésions intra-orbitaire ou oculaire. (PROTHON, th.,

Lyon, 1900-1901), ne figure que pour un cas dans nos observations.

L'*érysipèle* qui, dans la statistique de Schwend figure 13 fois comme cause du phlegmon de l'orbite n'est pas mentionné une seule fois.

9 fois la cause première n'est pas indiquée et permet de supposer une localisation primitive de l'infection du côté de l'orbite.

Enfin, *3 fois* l'agent pathogène est indiqué, il s'agit du staphylocoque (obs. XVII, XVIII, XXV).

Dans les 12 observations du second groupe nous ne relevons la contusion orbitaire qu'une fois (obs. XXVIII). Dans 3 observations où il y eut inflammation de l'antre d'Higmore les auteurs signalent des dents cariées à la mâchoire supérieure. Dans un autre, la sinusite maxillaire existe depuis deux ans (obs. XXI). On voit figurer l'influenza 1 fois (obs. XXX), la syphilis et la scrofule chacune 1 fois. Enfin, dans l'observation XXXI, la malade a des polypes dans le nez depuis 7 ans.

Relations avec l'état général antérieur. — Sur ce total de 31 observations :

17 fois l'état général antérieur est déclaré bon.

1 fois le malade a des antécédents syphilitiques.

1 fois il est donné comme scrofuleux, 2 enfants sont indiqués comme débiles. L'alcoolisme n'est noté qu'une fois.

On peut donc dire d'une façon générale que l'état de santé antérieure ne semble avoir aucune action sur le développement de l'abcès cérébral.

Relations avec la durée de l'infection orbitaire.

Il est de notion courante que, dans les lésions voisines du crâne, ce sont les lésions chroniques qui se compliquent le plus souvent d'abcès intra-craniens. La phlébite et la méningite étant l'apanage des affections à évolution aiguë. Cette loi se trouve-t-elle confirmée par l'examen de nos observations? C'est ce que nous allons voir :

Si l'on tient compte du temps qui s'est écoulé entre les premiers symptômes orbitaires et l'apparition des premiers symptômes cérébraux, on voit que *5 fois* cette période fut comprise entre *six et huit jours*. Mais dans tous ces cas il y a un traumatisme ou des lésions antérieures remontant quelquefois assez loin.

Dans l'observation XI, le malade a reçu deux ans auparavant un coup de hache sur la tête. Depuis cinq ou six mois il a des douleurs de tête presque continues, lorsque le 1er janvier éclatent les symptômes orbitaires et, le 8 janvier, des crises convulsives qui durent une demi-heure, pour ne reparaître que huit semaines après.

Dans l'observation XVII, l'enfant a la rougeole, et c'est huit jours après le début des symptômes orbitaires qu'il est vu dans un état général grave.

Dans l'observation XXVI, la malade souffre depuis deux ans du côté gauche du nez et, depuis deux ou trois semaines, les douleurs se sont encore accrues. Les lésions orbitaires sont sous la dépendance de lésions sinusiennes frontales et ethmoïdales.

Dans un cas (obs XXIV), l'évolution se fait en cinq jours, mais le malade est vu étant déjà dans un état général grave et ayant depuis longtemps une fistule à l'angle supérieur et interne de l'orbite.

Dans *13 observations*, le temps qui s'est écoulé entre les premiers symptômes orbitaires et les premiers signes cérébraux a été de *douze à vingt-quatre* jours. Chose curieuse, sur ces 13 observations, *8 fois* il s'agit d'ostéopériostite primitive de l'orbite dont une s'est développée au cours d'une grippe (obs. XV), et une autre à la suite d'une plaie de l'orbite datant de deux jours (obs. XIX).

Une seule fois le laps de temps est de 40 jours (obs. X).

En somme, on voit que sur 19 observations où est noté le temps qui s'est écoulé entre l'apparition de la lésion orbitaire et l'apparition des premiers symptômes cérébraux :

5 fois cette période fut de 6 à 8 jours ;
13 fois elle fut de 12 à 24 jours ;
1 fois de 40 jours.

Enfin, si nous ne tenons compte que des cas où l'ostéopériostite orbitaire semble seule en cause sans complication de sinusites, sur 12 observations où ce temps est noté :

3 fois il est respectivement de 6 et 8 jours ;
8 fois il est de 12 à 22 jours ;
1 fois il est de 40 jours.

L'abcès cérébral au cours des ostéopériostites ou phlegmons de l'orbite est donc un accident de la deuxième ou de la troisième semaine de la maladie.

Relations avec la nature de la lésion orbitaire. — Les abcès endocraniens consécutifs aux lésions secondaires de l'orbite ne sont pas plus fréquents que ceux qui succèdent aux lésions primitives, si nous en jugeons d'après nos observations, puisque sur 31 cas, 19 fois la lésion orbitaire est seule en cause.

Mais étant donné une lésion *primitive* de l'orbite, combien se compliquent d'abcès endocranien? La question est difficile à résoudre, car les observations d'ostéopériostite ou de phlegmon primitif de l'orbite. ou paraissant telles sont loin d'être toutes publiées. Pour relever nos 19 cas, nous avons parcouru près de 200 observations d'ostéopériostites ou de phlegmons prétendus primitifs de l'orbite. Nous avons vu d'autre part que Schwendt, sur un relevé de 44 phlegmons de l'orbite avec 11 morts, ne cite que 2 cas d'abcès endocranien. Hermann *(Zur Sympt., Ther. und Progn. der Orbitalerkrankungen,' Westnick der Opht*, 1898, Bd XV, cité par Dagilaisky) sur 69 cas de phlegmons de l'orbite donne 4 morts.

La seule conclusion que nous puissions tirer de nos recherches est donc que l'abcès endocranien, au cours des ostéopériostites et phlegmons primitifs de l'orbite, doit être assez rare.

Au cours des lésions de l'orbite *secondaire* aux inflammations des sinus et cavités voisines, nous manquons absolument d'éléments pour nous faire seulement une idée de sa fréquence. Nous avons parcouru également près de 200 observations où étaient notés des symptômes orbitaires au cours ou accompagnés d'une affection d'une cavité voisine, pour relever les 12 observations que nous rapportons.

Relations avec l'état des parois orbitaires. —

La paroi orbitaire osseuse peut être *saine*, *cariée*, *nécrosée* ou *perforée*. Les lésions peuvent siéger sur la voûte ou les autres parois.

La perforation ou la nécrose ne sont pas absolument nécessaires. Néanmoins, le plus habituellement, il y a des lésions osseuses plus ou moins marquées. Les parois de l'orbite sont très rarement d'apparence complètement saine. Sur nos 31 observations, nous ne trouvons que *6 cas* où est relatée l'*intégrité* des os de l'orbite dont 5 dans des ostéites ou phlegmons primitifs de l'orbite. Et, encore, dans ces cas faut-il distinguer ceux où l'orbite est intacte, mais où il y a lésion osseuse dans le voisinage de l'orbite. Dans 2 observations nous voyons indiquées des lésions de l'écaille du temporal. Dans l'observation XVII l'infection, d'abord localisée à l'orbite, a fusé vers la fosse temporale et, à l'autopsie, on trouve un clapier purulent sous dure-mérien en communication avec un abcès sous-périosté de la région temporo-pariétale à travers l'écaille du temporal. Dans l'observation XVIII il y a collection sous-périostée de l'orbite avec os à nu puis abcès de la région temporo-pariétale d'où on extrait un séquestre osseux.

Le petit malade ayant guéri, dans ce cas, il serait difficile d'affirmer que la paroi orbitaire fût intacte, bien qu'il soit probable que l'infection endocranienne se soit faite par la lésion du temporal. Dans l'observation XVI si la paroi orbitaire est indiquée comme intacte ,l'auteur, à l'autopsie, trouve un abcès souspériosté à la partie postérieure et supérieure de l'orbite. Les observations III et XXI figurent avec si peu de détails qu'on n'en peut rien tirer. L'observation XIX seule est concluante, car l'auteur insiste sur cette absence de toute lésion de la paroi de la cavité orbitaire et en fait ressortir l'intérêt au point de vue pathogénique.

La lésion pariétale *intéresse une autre région* que la paroi supérieure de l'orbite dans deux observations seulement et dans les deux la lésion orbitaire est consécutive à une inflammation du voisinage : lésions ethmoïdales (obs. XXIV), lésions ethmoïdales et maxillaires (obs. XXX).

La lésion pariétale *intéresse la paroi supérieure* de l'orbite dans la grande majorité des cas. 22 fois sur nos 31 observations, 13 fois sur les 17 observations de lésions primitives d'orbite.

Elle est seule intéressée dans 12 observations sur 31 dont 11 appartiennent aux lésions primitives de l'orbite et 1 seulement aux lésions secondaires.

Elle est intéressée avec d'autres régions de l'orbite dans 10 cas : 2 fois seulement dans des lésions primitives de l'orbite et 8 fois dans des lésions secondaires.

Dans les cas ou il y a lésion de la paroi supérieure de l'orbite (dans 22 observations)

Il y a simplement dénudation osseuse 1 fois,

Il y a carie sans perforation 3 fois;

Il y a perforation 18 fois.

En somme, on peut conclure :

1° Dans les lésions primitives ou secondaires de l'orbite qui s'accompagnent d'abcès endocranien, il y a à peu près toujours des lésions osseuses;

2° Ces lésions intéressent à peu près toujours le toit de l'orbite ;

3° Il y a le plus souvent perforation de la paroi osseuse ;

4° Les lésions osseuses sont généralement limitées au toit de l'orbite dans les lésions primitives ;

5° Elles intéressent la paroi supérieure de l'orbite et une ou plusieurs autres parois lorsqu'elles sont consétives ou s'accompagnent de lésions des cavités voisines.

CHAPITRE III

ANATOMIE PATHOLOGIQUE

Les abcès endocraniens consécutifs aux lésions de l'orbite, siègent au voisinage immédiat de cette cavité et du même côté que la cavité malade. Ils peuvent être, suivant la classification de Broca et Maubrac, situés :

1° Entre l'os et la dure-mère ;

2° Entre la dure-mère et la substance cérébrale ;

3° Dans l'épaisseur même de la substance cérébrale.

Cette classification schématique ne répond pas toujours aux faits cliniques; car il est fréquent, au moins à l'autopsie, que les lésions soient des plus complexes, qu'il y ait combinaisons de ces différentes formes d'abcès seuls ou accompagnés de lésions vasculaires ou méningées.

Siège. — Sur nos 31 observations on trouve 26 fois des abcès intra-encéphaliques.

18 fois, le ou les abcès sont uniquement intra-encéphaliques.

5 fois l'abcès est en communication avec le foyer purulent extra-crânien.

1 fois il y a abcès intra-cérébral et sous-dural.

1 fois il y a abcès intra-cérébral et sous-osseux.

1 fois il y a abcès intra-cérébral, sous-dural et sous-osseux.

Dans 3 observations, l'abcès est sous-osseux, ou paraît tel (obs. VI, VIII et XVIII), car deux fois il y eut guérison.

Enfin, *dans 2 observations*, le pus se trouve entre la dure-mère et le cortex avec lésions plus ou moins prononcées de la substance cérébrale (obs. XIII, XXIV.)

Ces abcès sont presque toujours situés *au voisinage immédiat* de la lésion osseuse qui les a déterminés. Sur 24 observations où le siège est indiqué :

19 fois le ou les abcès siègent dans le lobe frontal du même côté.

1 fois il y a, à la fois, un abcès dans le lobe frontal et un dans le lobe occipital du même côté (obs. XVI).

1 fois les abcès sont multiples, (obs. IX).

3 fois le siège est différent :

1 fois dans le lobe moyen du même côté (obs. XI), alors que le lobe antérieur était indemne. Dans ce cas, la lésion orbitaire correspondait à la pointe de la petite aile du sphénoïde.

1 fois dans le lobe sphénoïdal (obs. XVII), mais l'abcès semble sous la dépendance de lésions de la fosse temporale envahie par l'inflammation venant de l'orbite.

1 fois le lobe temporo-sphénoïdal du même côté (obs. XXVIII) ; les lésions, dans ce cas, sont diffuses, puisqu'elles intéressent à la fois l'orbite, le sinus frontal et les cellules ethmoïdales,

On peut donc poser en principe :

1° Que les abcès cérébraux consécutifs aux lésions inflammatoires de l'orbite se développent dans les lobes antérieurs du cerveau ;

2° Qu'ils se développent toujours du même côté que la lésion qui les a provoqués.

Ces mêmes règles s'appliquent exactement aux collections sous-osseuses et sous-durales.

Nombre. — Dans toutes nos observations, sauf 4, l'abcès est unique.

Dans 2, il y a deux abcès ;

Obs. V, bulbe olfactif, chiasma ;
Obs. XVI, lobe frontal, lobe occipital ;

Dans une troisième :

Obs. XXX, plusieurs petits abcès dans le lobe frontal.

Dans une quatrième :

Obs. IX, il y en a au moins cinq.

Forme. — Nous trouvons dans nos observations toutes les formes connues de l'abcès endocrânien, nous n'y insisterons pas davantage.

Abcès sous-osseux et sous-dural, avec collection irrégulière étalée. Lésions corticales avec infiltration purulente plus ou moins profonde. Collection diffuse ou enkystée en plein parenchyme cérébral.

Dimensions. — Très variables, comme dans tous les abcès cérébraux de la dimension d'un grain de mil à une noisette ou à un œuf d'oie ou au volume du poing, détruisant tout un lobe ou n'apparaissant même pas à l'examen extérieur du cerveau.

Evolution anatomo-pathologique. — La rupture à la surface des hémisphères ou à l'intérieur des ventricules sont des suites trop connues des abcès cérébraux pour qu'il y ait lieu d'y insister.

Agent pathogène. — Dans deux observations seulement on trouve des renseignements sur l'agent pathogène de l'abcès endocranien.

Dans l'observation XVIII abcès sous-osseux, il s'agit du staphylocoque.

Dans l'observation XXV, la lésion intracranienne était à *staphylocoque ;* la lésion endocranienne (abcès de la substance cérébrale) était à *streptocoque.* Il y avait donc eu infection secondaire par le streptocoque.

CHAPITRE IV

SYMPTOMES

Par suite de leur siège dans le lobe frontal les symptômes des abcès endocraniens développés au cours des ostéopériostites et phlegmons de l'orbite sont assez frustes et peuvent facilement passer inaperçus pour un esprit non prévenu. Les symptômes en foyers sont le plus souvent absents. Lorsqu'ils existent, ils sont précieux pour le diagnostic de l'existence et du siège de l'abcès.

Mais aujourd'hui l'existence d'une collection intra-cranienne doit être reconnue sans symptômes aussi précis. Les nombreux travaux parus sur les complications intra-cérébrales des otites pouvant s'appliquer point par point aux collections intra-craniennes des lésions infectieuses de l'orbite.

Lorsque, dans une lésion inflammatoire de l'orbite, phlegmon ou ostéopériostite, on aura ouvert largement la collection purulente, cureté ou effondré la paroi osseuse malade, si l'on voit l'état général rester le même ou décliner, si l'on voit s'installer ou persister une céphalalgie rebelle, on doit penser à une complication intra-cranienne et en chercher les autres symptômes.

Mode de début. — Le premier symptôme le plus

souvent indiqué dans nos observations est la *céphalalgie* persistante (10 fois sur 17), puis l'*apathie*, 5 fois. Les vomissements ne sont mentionnés que 2 fois, les crises convulsives 2 fois également, la raideur de la nuque 1 seule fois (obs. XXV).

Trois observations seulement signalent de la *fièvre* au début ; dans l'observation XIII, il s'agit d'une collection sous-osseuse ; dans l'observation XXVIII, il y a des lésions osseuses très étendues, des fusées purulentes et les lésions cérébrales sont multiples et étendues ; dans l'observation XIX, on note avec de la céphalalgie un peu de fièvre 38°4 qui tombe dès le soir à 37°8.

Période d'état. — Dans la période d'état, la *céphalée* est signalée 10 fois sur 21 observations.

Les *vomissements* sont aussi fréquents.

L'*apathie*, l'assoupissement, la somnolence, la prostration ou l'hébétude 12 fois.

Les attaques épileptiformes et les mouvements involontaires sans localisations 5 fois seulement.

Des troubles moteurs localisés 5 fois.

1 fois sous forme d'aphasie (obs. XI).

1 fois aphasie avec hémiplégie droite (obs. XIII.)

1 fois sous forme de mouvements convulsifs d'un seul côté (obs. VI).

2 fois il y a paralysie d'un côté avec ou sans mouvements du côté opposé (obs. XXIV et obs. X).

L'état du pouls est indiqué dans 9 observations, 5 fois il *est ralenti*, 55 (obs. V), 54 (obs. VI), 50-60 (obs. XV et XXVI) jusqu'à 48 (obs. XXXI).

2 fois il est entre 70 et 80 (obs. XIX et XXIX).

2 fois il est à 100 et au-dessus (obs. XIV et XXVIII).

Température. — On ne trouve des températures élevées que dans 2 observations, 40° 5 (obs. XXVIII), 40 degrés (obs. XXXI),

Dans 6 autres observations, où la température est mentionnée, elle ne dépasse pas 38 degrés. Elle descend même à 36 dans l'observation XXXI, le soir du dixième jour.

Etat de la papille. — Dans 8 observations où l'état de la papille est mentionné.

2 fois le fond de l'œil fut trouvé normal : 1 fois 10 jours avant la mort, une autre fois 15 heures avant la mort.

2 fois il y a de l'œdème papillaire.

1 fois la papille est blanche avec suffusions sanguines rétiniennes.

2 fois la papille ne paraît qu'un peu rouge et congestionnée.

1 fois il y a atrophie du nerf optique depuis quelque temps déjà.

Terminaison. — Sur 31 observations, 28 fois c'est la *mort* plus ou moins rapide arrivant :

Subitement 1 fois.

Dans le coma avec ou sans convulsions 16 fois.

Il y a *guérison spontanée* 1 fois (obs. V, abcès sous-osseux).

Il y a *guérison opératoire* 2 fois (obs. XV, abcès cérébral, obs. XVIII, abcès sous-osseux).

La *durée de l'évolution*, à partir du jour où sont apparus les premiers symptômes jusqu'à la mort, est très variable.

Elle a été : 9 fois de moins de 8 jours.
6 fois de 8 jours à 15 jours.
3 fois de 15 jours à 3 semaines.
1 fois de 2 mois (obs. XI).
1 fois de 2 mois et demi (obs. I).
1 fois de 3 mois et demi (obs. X).

CHAPITRE V

DIAGNOSTIC

Sur nos 31 observations l'abcès endocranien ne semble avoir été diagnostiqué sur le vivant que 8 fois.

Il est intéressant de passer en revue ces 8 observations et de voir sur quoi reposait ce diagnostic.

La première en date est l'observation IX, mais elle est ancienne et les détails manquent.

Plus intéressante est *l'observation XIII*. Le malade, âgé de trente-sept ans, est hébété, somnolent, la respiration est profonde et rapide, la température = 37°7. Le malade interrogé essaye de répondre, mais ne peut trouver un mot : il est aphasique. Il est opéré depuis treize jours d'une périostite suppurée du rebord orbitaire supérieur gauche. Pas de difficulté, lésions infectieuses sur un point de la paroi osseuse cranienne, symptômes cérébraux en foyer ; l'abcès intracranien n'est pas douteux, aussi le diagnostic est posé immédiatement et la trépanation proposée d'urgence. Malheureusement, les médecins consultants ont un remords et administrent de l'iodure de potassium au malade.

Les symptômes en foyer s'accusent de plus en plus : spasmes cloniques du côté droit de la face, puis paralysie, le lendemain hémiplégie droite complète.

Trépanation au pied de la frontale ascendante. On

trouve du pus entre la dure-mère et la substance cérébrale.

La présence de l'aphasie, disent les auteurs, indiquait comme siège des lésions la circonvolution de Broca, les mouvements de la face notés le 21 indiquaient une irritation des parties plus élevées de l'écorce, la survenue graduelle d'une hémiplégie indiquait un envahissement graduel des parties supérieures et une paralysie de toute la région voisine de la scissure de Rolando.

Dans la *troisième (obs. XV)* les symptômes sont bien différents. La malade, âgée de treize ans, a eu vers le milieu de janvier la grippe, puis un phlegmon de l'orbite qu'on incise largement. Vers la fin de janvier apparaissent des symptômes d'irritation cérébrale : vomissements violents, fortes douleurs de tête. Vers le milieu de février, on trouve à l'examen ophtalmoscopique une forte injection vasculaire bilatérale et, à gauche, de l'œdème de la papille.

Là, uniquement des symptômes généraux et vagues, pas de symptômes localisés. Au début, on craint la méningite mais, dit l'auteur, la marche lente des phénomènes, la localisation de la douleur du côté droit du front font rejeter la méningite et, lorsque le 29 février, il se trouve en face du tableau symptomatique suivant : vomissements, douleurs de tête localisée au côté droit du front, pouls ralenti vers 60, neuro-rétinite gauche avec stase papillaire et hémorragies pendant qu'à droite, contrairement au côté opposé, on ne trouvait qu'un peu d'injection vasculaire et un très léger œdème de la papille, absence de fièvre et de troubles intellectuels, il n'hésite plus à porter le diagnostic d'abcès du lobe frontal gauche et l'intervention sauve la malade.

Dans *l'observation XIX*, il s'agit d'un homme de vingt-deux ans qui depuis vingt-cinq jours a une plaie suppurante de l'orbite gauche avec corps étranger. Le 14 février la température monte à 38°4, le malade a une céphalée intense. Szulislawsky craint une méningite, mais lorsqu'il voit après un purgatif la température tomber le lendemain à 36°6 pendant que persiste et s'accroît la faiblesse du malade, la céphalée, qu'apparaissent des vertiges et des vomissements, malgré l'absence de tout signe d'œdème ou de névrite optique, la possibilité du développement d'un abcès cérébral lui paraît tout à fait possible.

Pour lui, on doit penser à la possibilité d'un abcès cérébral dans tous les cas de phlegmon de l'orbite ou apparaissent des symptômes cérébraux généraux et ou la méningite doit être exclue.

Dans *l'observation XXIII* le malade âgé de vingt-quatre ans, entre le 16 septembre à l'hôpital du Gros-Caillou où il est opéré immédiatement d'un abcès sous-périosté avec nécrose frontale. Ce malade ne présente que de la torpeur intellectuelle, mais étant donné la nature de la lésion, Bousquet se demande s'il n'y a pas une collection intra-cranienne. Cette torpeur persistant encore quinze jours après, des accès apoplectiformes, avec contracture étant survenus on se décide à intervenir mais, arrivé sur la dure-mère, on n'ose aller plus loin faute d'indication précise. Le malade meurt dans la soirée et, à l'autopsie, on trouve une collection du lobe frontal.

Aujourd'hui, on ne s'arrêterait pas à la dure-mère.

Si les symptômes observés ne fournissent pas d'indication précise, on sait que dans un cas semblable il y a 80 chances sur 100 pour que l'abcès soit dans le lobe frontal presque immédiatement sous le bistouri.

Dans *l'observation XXVI*, la malade est opérée le 20 mars d'une collection sous le rebord orbitaire supérieur gauche et consécutive à une sinusite frontale. Six jours après, elle se plaint du mal de tête, elle devient faible, apathique, elle vomit. Le pouls est entre 50 et 60. On trouve un peu de congestion rétinienne. Le Dr Seguin porte le diagnostic d'abcès du lobe frontal gauche du cerveau, et deux jours après son diagnostic est confirmé par l'autopsie.

Dans *l'observation XXVII*, le malade, âgé de vingt-cinq ans, est amené dans le coma, on sait seulement qu'il s'est plaint de la tête et a mouché beaucoup de pus et l'on en voit s'écouler par la narine gauche. Il n'a pas vomi, mais la respiration est lente et régulière (16 par minutes) ; le pouls bat 60 ; il y a de la tuméfaction à l'angle interne de l'orbite, l'œil est repoussé en avant et en dehors. M. Jaboulay n'en demande pas davantage pour poser le diagnostic d'abcès du cerveau consécutif à une sinusite frontale. Il trépane et trouve après plusieurs ponctions successives un abcès du lobe temporo-sphénoïdal.

En somme, conclut M. Plauchu, qui publie cette observation, on doit penser le plus souvent à un abcès encéphalique chez tout malade porteur d'une suppuration chronique des os du crâne et présentant au cours de ces affections des symptômes cérébraux : céphalalgie, nausées, vomissements, excitation cérébrale ou parésies diverses.

CHAPITRE VI

PRONOSTIC ET TRAITEMENT

Le pronostic des abcès *encéphaliques* livrés à eux-mêmes est des plus graves, ce serait une superfétation de le répéter aujourd'hui. Dans toutes nos observations, l'issue a été fatale. Une seule fois, l'abcès ayant été diagnostiqué et opéré assez tôt, il y a eu guérison, au moins immédiate.

Lorsque le siège de l'abcès est *sous-dural*, le pronostic est le même.

Peut-être, lorsque le siège est *sous-osseux*, le pronostic serait-il moins grave? Si l'on en croit l'observation VI, de De Grœfe. Mais cette observation date de 1858 et je ne sais trop l'importance qu'on doit lui attribuer.

Le malade de l'observation XVIII a guéri également avec un abcès intracranien sous-osseux. Cet abcès ne paraît pas avoir été diagnostiqué et n'aurait peut-être pas été opéré si, en ouvrant une collection de la région temporo-pariétale, Stüffler n'avait pas extrait un séquestre osseux qui livra passage au pus collecté dans la cavité cranienne, faisant ainsi sans le vouloir une véritable trépanation.

On ne peut que répéter ici ce qui a été dit et redit des milliers de fois, qu'il n'y a qu'un traitement de l'abcès intracranien, c'est l'évacuation précoce de la collection. Quand, après avoir procédé à l'ouverture large du foyer suppuré, au curetage radical du foyer osseux, on verra subsister une céphalée continue et persistante, accompagnée de vertige et de vomissements, surtout s'il y a des modifications papillaires si la température est peu élevée, le pouls et la respiration plutôt ralentis, s'il n'y a pas de lésion appréciable des nerfs craniens, on devra penser à l'abcès intracranien et intervenir. On a là un ensemble de symptômes suffisant pour opérer et, quand bien même il s'agirait d'un début de méningite, le malade n'aurait pas grand'chose à perdre à une intervention.

Evidemment, dans ces circonstances, l'apparition de symptômes de foyer : paralysie, hémiplégie, aphasie constitue une raison amplement suffisante d'intervenir.

Le diagnostic posé, on *trépanera* en choisissant de préférence comme lieu d'élection la région primitivement lésée ou son voisinage le plus immédiat. Il n'est pas de meilleur guide que la lésion osseuse pour arriver sur le foyer intracranien, à moins, évidemment, que des symptômes de foyer commandent impérieusement une autre ligne de conduite.

C'est ainsi que nous voyons dans l'observation XIII appliquer la couronne de trépan de façon à tomber sur la portion inférieure de la scissure de Rolando, parce que le malade a présenté successivement de l'aphasie, de la paralysie faciale et de l'hémiplégie droite.

Dans l'observation XV, où manque toute espèce de symptôme de foyer, Sonnenburg, dans la supposition que l'inflammation était partie du toit de l'orbite droite lésé agrandit l'ancienne cicatrice située le long du rebord supérieur de l'orbite, gratte l'os lésé et ne trouvant aucun lieu de passage vers l'intérieur du crâne, mène une incision verticale sur le côté droit du front et trépane sur la ligne médiane. Dans l'observation XXVII, M. Jaboulay procède à peu près de la même façon.

Le *crâne ouvert*, si la collection est sous-osseuse ou sous-durale, elle sera facile à voir ; si elle est profonde, elle demandera à être recherchée. On ne doit se laisser arrêter, selon le principe de M. Jaboulay, ni par l'existence des battements du cerveau, ni par l'absence de méningite, ni par l'intégrité de la substance cérébrale en contact avec le foyer d'ostéite, et explorer profondément, au besoin, la substance cérébrale avec un trocart de moyen volume, sans se laisser décourager par l'insuccès des premières ponctions ; car si, dans l'observation de Zeller (XV), on tombe dès la première ponction dans une collection du lobe frontal, située, si l'on peut dire, sous le doigt; M. Jaboulay doit s'y reprendre à trois fois avant de découvrir un abcès du lobe temporo-sphénoïdal siégeant à 8 centimètres en arrière de l'écorce frontale.

Enfin, *drainer* le plus largement et le plus longuement possible pour éviter la récidive de l'abcès.

La lecture de nos observations ne serait peut-être pas très encourageante, étant données la multiplicité fréquente et la gravité des lésions trouvées à l'autopsie, si l'on ne tenait compte de ce fait que ce sont là des lésions terminales aboutissant fatal d'une infection non arrêtée dans son œuvre de destruction.

*
* *

Trop souvent, cette redoutable complication des lésions infectieuses de l'orbite semble avoir évolué sans avoir été diagnostiquée. Le même fait s'est passé pendant longtemps pour les abcès d'origine otique, si bien connus aujourd'hui. Jusqu'à ces dernières années, il était habituel, en présence d'une complication intracranienne d'une otite suppurée, de diagnostiquer une méningite et de laisser évoluer dans l'inaction un abcès intracranien. Les travaux publiés ayant attiré l'attention sur cette importante complication des otites, les cas se sont multipliés et le diagnostic, bien qu'il soit souvent des plus difficiles, est fait couramment aujourd'hui.

En appliquant les mêmes principes au diagnostic des complications intracraniennes des ostéopériostites et phlegmons de l'orbite, on doit arriver à la même précision de diagnostic.

CONCLUSIONS

I. Il peut se développer au cours des ostéopériostites et phlegmons de l'orbite des abcès endocraniens.

II. Ces abcès sont le plus habituellement encéphaliques.

III. Ils siègent 80 fois pour 100 dans le lobe frontal.

IV. Leur diagnostic précoce peut se faire selon les règles formulées pour le diagnostic des complications intra-craniennes des ostéites et foyers de suppuration voisins du cerveau et particulièrement des otites et sinusites.

V. Le diagnostic précoce est de la plus grande importance pour le succès du traitement qui ne peut être qu'opératoire.

Vu :
LE PRÉSIDENT DE LA THÈSE
AUGAGNEUR.

Vu :
LE DOYEN,
LORTET.

Vu et permis d'imprimer
Lyon, le 18 octobre 1902
LE RECTEUR, PRÉSIDENT DU CONSEIL DE L'UNIVERSITÉ
G. COMPAYRÉ.

BIBLIOGRAPHIE

Liste classée par année des articles ou publications lues pour la confection de cette thèse.

1789. J.-L. Petit, *Traité des maladies des os*, t. II, p. 313.

1798. Burserius, Ostéopériostite de l'orbite. — Abcès cérébral. — *Institutiones medicæ praticæ Lipsiæ; (in* Demarquay, *Traité des tumeurs de l'orbite*, 1860, p. 146.)

1828. Itard, Phlegmasies cérébrales. *(Mémoires de l'Acad. de Méd.*, n° 4).

1836. Hamilton, Phlegmon de l'orbite. Abcès du cerveau *(Dublin Journ. of. med. Sc.;* t. IX, p. 262; *in* Mackensie, *Maladies de l'œil*, 1856, p. 457).

1844. Rognetta, *Traité d'Ophtalmologie*, Paris.

1845. Tavignot, Phlegmon de l'orbite *(Gaz. méd. de Paris*, p. 375*)*.

1847. Sichel, Tumeur du périoste de la cavité de l'orbite *(Gaz. des Hôp.*, p. 474).

— Thibaut, *Diagnostic différentiel des phlegmasies vasculaires de l'orbite* (th. Paris); *(in Gaz. des Hôp.*, p. 474, 1847).

1849. Michon, Phlegmons et abcès internes de l'orbite *(Gaz. des Hôp.*, p. 135).

1853 Sichel, Carie de l'orbite *(Gaz. des Hôp.*, n° 84).

— Desmarres, Inflammation des os et du périoste de l'orbite *(Gaz. des Hôp.*, p. 104 et 167).

1854. De Graefe, Zwei Fälle von Exophtalmus durch Caries der Orbita *(Arch. f. Opht.*, I, p. 430).

— Desmarres, *Maladies des yeux*, Paris, t. I.

— Roux fils (de Brignole), Nécrose de la paroi antérieure des sinus frontaux *(Gaz des Hôp.*, p. 275).

1856. Mackensie, *Traité des maladies des yeux*, trad. Warlomont et Testelin, Paris.

1858. Rossier (de Lausanne). Abcès du cerveau et de la paupière supérieure droite (*Gaz. des Hôp.*, 6 avril, p. 158).

1860. Heymann, Carie du rebord orbitaire (*Arch. f. Opht.*, VII, p. 144).

— Heymann, Geschwulst der Orbita. Gehirnabscess (*id.* t. VII, p. 135).

— Demarquay, *Traité des tumeurs de l'orbite*, Paris.

1863. Horner, Périorbite et périnévrite optique (*Klin. Monatsbl. f. Augenheilk.*)

1864. Pagenstecher, Corps étranger de l'orbite. Abcès du cerveau (*Klin. Monatsbl.*, p. 166 ; *in* th. Boudin, Lyon, 1900).

1865. Hülke, Abcès rétrobulbaire (*Ann. d'ocul.* ; in *Dechambre*, article Orbite, p. 606).

1866. Fano, *Traité pratique des maladies des yeux*, Paris, t. I.

— Fauvelle, Sinusite frontale. Destruction de la paroi osseuse (*Gaz. hebdom.*, p. 334).

1870. Sichel, Phlegmon de l'orbite (*Arch. génér. de méd.*, p. 448).

— — Carie de l'orbite (*Ann. d'ocul.*, p. 1).

1872. Richet, Quatre observations d'ostéopériostite du malaire (*Journal d'opht.*, I, p. 64).

1873. Panas, Phlegmon de l'orbite. Ostéite du crâne (*Bulletin Soc. de chir.*, p. 507 et *Gaz. des Hôp.* p. 1148).

— Fournier, *Leçons sur la syphilis*.

— Ball Krishaber, art Abcès du cerveau, *Dictionnaire Dechambre*.

1875. Bourot et Lecard, Phlegmon de l'orbite Méningite. Mort (*Bord. med.*, n° 24).

1876. Abadie, *Traité des maladies des yeux*, Paris, t. I, p. 4.

— Chauvel, Syphilis ancienne, carie nécrosique de l'ethmoïde et abcès secondaire du cerveau (*Gaz. des Hôp.*, p. 979).

— Schule, Phlegmon orbitaire bilatéral. Abcès cérébral (*Virchow's Archiv*, Bd LXVII, p. 215).

1877. Bousquet, Abcès du sinus frontal. Perforation de l'orbite et du crâne. Abcès cérébral (*Soc. anatom.*, octobre et *Progrès médical*, p. 972).

1878. Fanot, Ostéite du grand angle *(Gaz. méd. de Paris*, p. 375).

1879. De Wecker, *Thérapeutique oculaire.*

— Romié, De l'exophtalmie *(Rec. d'opht.*, t. I; in *Dechambre*, art. Orbite).

1880 Berlin, Inflammation orbitaire et intracranienne *(Berlin. Klin. Wochensch.*, p. 407).

— — Entzündliche Erkrankungen der Orbitalgebilde (in *Handbuch der gesammten Augenheilk.*, von A. Græfe und Sœmisch).

— Knapp, Ein von der Linken Stirnhöhle Ausgehender Orbital und Cerebralabscess *(Arch. f. Augenh.*, p. 448).

1881. Chauvel, Art. Orbite, in *Dechambre.*

— Teillais, Phlegmon de l'orbite *(Journal de médecine de l'Ouest*, p. 35; in *Gaz. des Hôp.*, p. 933, 1881).

1882. A. Schwendt, *Ueber Orbitalphlegmone mit consecutiver Erblindung* (th. Doctorat, Bâle).

1883. Pearson et Broadbent, Nécrose voûte orbitaire *(Lancet*, 17 mars, in *Rev. d'opht.*, p. 343).

— Baratoux, Nécrose du sphénoïde *(Progrès médical*, p. 826).

— Carver, Acute necrosis of the orbit *(Brit. med. Journal June*, p. 1182; (in Raffin, *Rev. gén. de médec.*, 1897).

— H. Schafer, Ein Fall von ulcerösen Entzündung im Bereiche der rechten Siebbeinhälfte *(Prager med. Wochenschrift*, p. 185).

1884. Emrys Jones, Abcès de l'orbite communiquant avec le cerveau *(Brit. med. Journal*, p. 355).

— Griffith, Phlegmon primitif de l'orbite *(Opht. Rew.*, n° 31 et *The Brit. med. Journal*, p. 511).

— Berne, *Manifestations osseuses précoces et tardives de la syphilis orbitaire* (th. Paris, 1884-1885).

— Eales, Cellulite et abcès de l'orbite *(Midland med. Soc. ordinary Meeting*, 2 avril; in *Brit. med. Journal*, p. 819).

— Thomas Pooley, Cellulite orbitaire *(New-York med. Journ.*, p. 241; (in *Gaz. Hebd.*, p. 281).

1885. Critchett, Cellulite de l'orbite *(Society of the unit. Kingdom*; in *Rev. d'opht.*, p. 80, 1886).

1885. HARTMANN, Abcès orbite avec nécrose osseuse consécutive au coryza (*Ann. mal. or. larynx*, etc , p. 45).

1886. DUMONT, Abcès de la paroi interne de l'orbite (*Bull. clin. des 15-20*, t. IV, p. 135).

1886. RENTON, Abcès cérébral par périostite orbitaire (*Opht. Rewiew*, n° 57; in *Rev. d'opht.*, p. 476).

— NORTON, Abcès du cerveau. Névrite optique double. Carie de l'orbite droite (*Arch. f. Augenh.*, p. 282).

— W.-B. MACKAY, Abcès intra-orbitaire. Hémiplégie. Trépanation. Mort (*Edinb. méd. Journal*, p. 125).

— GALEZOWSKY et DAGUENET. Affections oculaires.

— NIEDEN, Ueber den Zusammenhang von Augen und Nasen affectionen (*Arch. f. Augenh.*, p. 381).

— KNAPP, Fall von Evisceration des Auges, gefolgt von Orbitalcellulitis (*Arch. f. Augenh.*, p. 55).

1887. DE SAINT-GERMAIN et VALUDE, *Traité pratique des maladies des yeux chez les enfants.*

— MELLINGER, Zwei Fälle von Orbitalphlegmone mit ophthamoskopischen Befund (*Klin. Monatsbl. f. Augenh.*, p. 61).

1888. TERRIER, Deux cas d'abcès profonds de l'orbite (*Arch. d'opht.*, p. 171).

— PITIOT, *Abcès du sinus frontal* (th., Lyon, 1888-1889).

— BROCA et SEBILEAU, Intervention chirurgicale dans les abcès cérébraux (*Gaz. des hôp.*, n° 94).

1889. COLLIN et WALKER, Two Cases of orbital cellulitis with necrosis of the horizontal plate of the frontal Bone, accompagnied by cerebral abscess (*The London opht. Hospital, Rep.*, XII-3, p. 281).

— DE WECKER et MASSELON, *Manuel d'ophtalmologie.*

— DE WECKER ET LANDOLT, *Traité d'ophtalmologie.*

— ADOLPH ALT, Phlegmon de l'orbite. Bericht von Peltesohn (*Centrabl. f. Augenh.*, p. 415).

1890. PANAS, Abcès du sinus frontal simulant une lésion indépendante de la çavité orbitaire (*Progrès médical*, p. 381).

— DU CAZAL, Erysipèle de la face. Phlegmon de l'orbite (*Mercredi médical*, p. 19).

— DECRESSAC, *Contribution à l'étude de la chirurgie du cerveau* (th. Paris).

1891. Courteix, *Relations pathologiques entre l'œil et les dents* (th. Paris).
— Dercheux, *Empyème du sinus frontal* (th. Paris).
— Kaplan, *Sinus sphénoïdal, voie d'infection intra-cranienne et orbitaire* (th. Paris, 1891-1892).
1892. Guillemain et Terson, Complications orbitaires et oculaires des diverses sinusites (*Gaz. des Hôp.*, p. 392).
— Redtenbacher, Sinusite frontal. Ostéopériostite orbitaire, abcès du cerveau (*Internat. klin.*, n° 17; *in* Rafin, *Arch. gén. de Méd.*, 1897).
— Zeller, Trépanation pour abcès du lobe frontal consécutif à un phlegmon de l'orbite (*Berl. klin. Woch.*, p. 860).
— Berger, *Maladies des yeux dans leurs rapports avec la pathologie générale*, Paris.
— Fuchs, *Manuel d'ophtalmologie.*
1893. Lichwitz, Empyème des cavités accessoires du nez. (*Bullet. méd.*, p. 947).
— Montaz, Empyème du sinus frontal (*Dauphiné méd.*, 1er avril).
1893. Batut, Rapports entre les maladies des yeux et du nez, (*Ann. mal. or., nez, phar.*, etc., p. 113).
— Lichwitz, Complications des sinusites (*Ann. mal., or., nez*, etc., p. 132).
— Vignes, Inflammation orbitaire d'origine dentaire (*Mercredi médical*, p. 354).
— Moure, Empyème du sinus sphénoïdal (*Rev. de laryngologie*, octobre).
— Lermoyez, Diagnostic des abcès du sinus maxillaire (*Sem. méd.*, p. 45).
— Fage, Cellulite orbitaire avec abcès palpébral d'origine dentaire (*Soc. franc. d'opht.*, novembre; in *Mercredi médical*, p. 555).
— Gallemaerts, Phlegmon des deux orbites chez un enfant (*Soc. des sc. méd. et nat. de Bruxelles*, 2 octobre in *Mercredi méd.*, p. 537).
— Baas, Klinisch anatomischer Beitrage zur Kentniss der Orbitalphlegmone (*Klin. Monatsbl. f. Augenh.*, p. 85).
1894. Flatau, Empyème du sinus sphénoïdal (*Berlin. klin. Woch.*, 20 août).

1894. HAJECK, Suppurations ethmoïdales *(Mercredi méd.*, p. 272 et 478).

— BEAUDONNET, *Ostéopériostite syphilitique de l'orbite* (th. Paris, 1894-1895).

— GORIS, Abcès de l'orbite par nécrose de l'unguis et de l'os planum de l'ethmoïde *(Rev. intern. de rhin.*. 25 octobre).

— CAPDÉPON, *Contribution à l'étude de l'empyème du sinus maxillaire* (th. Paris).

— PANAS, *Traité des maladies des yeux*. Paris, t. II.

— GUÉRARD, *Contribution à l'étude des accidents septiques consécutifs à l'avulsion des dents* (th. Paris, 1894-1895).

— BAUMGARTEN, Suppuration des cellules ethmoïdales. — *(66e réunion des naturalistes allemands* Vienne ; in *Ann. mal., or.. larynx*, etc., p. 1259).

— MULLER, Empyème des sinus frontaux et ethmoïdaux *(Bull. méd.*, 28 novembre).

— RAMAGE, Abcès aigu du sinus frontal simulant un phlegmon de l'orbite *(Lancet, in* Raphaël Bois, *Arch. génér. de méd.*, 1896).

— COLLIER MAYO, Abcès aigu du sinus frontal simulant une cellulite orbitaire *(Lancet*, 27 janvier ; in *Rev. d'opht.* p. 179, 1895).

— NIMIER et DESPAGNET, *Traité élément. d'opht.*, Paris.

— STUFFLER, Ascesso endocranico consecutivo ad ascesso retrobulbare *(Ann. di Oftalmologia*, p. 483 ; in *Klin. Monatsbl. f. Augenh.*, p. 306, 1899).

1895. PERGENS, Phlegmon de l'orbite *(Ann. d'ocul.*. octobre).

— VALUDE, Ostéopériostite et phlegmon de l'orbite d'origine dentaire *(Union méd.*, 22 juin).

— GARCIN, *De quelques symptômes des abcès du cerveau* (th. Lyon, 1895-1896).

— GRÜNDWALD, Empyème des deux sinus frontaux. Abcès du lobe frontal. Trépanation. Guérison *(Münch. med. Woch.*; in *Rev. neurol.*, p. 113, 1896).

— SALVA, *Complications inflammatoires de l'orbite dans les sinusites maxillaires* (th. Paris).

— PANAS, Empyème du sinus maxillaire. Ostéopériostite orbitaire *(Acad. de méd.*, 12 mars).

1895. Michel, *Abcès et fistules orbitaires dans le cours des sinusites frontales* (th. Lyon, 95-96).
— Ortega, *Empyème du sinus frontal* (th. Paris, 1895-1896).
— Rohmer, Manifestations orbito-oculaires des sinusites ethmoïdales *(Rev. méd. de l'Est*, p. 385).
— Lichwitz, Complications des empyèmes des cavités accessoires du nez *(2° Congrès franç. de méd. int.*, Bordeaux).
— Ripault, Trois cas d'empyème du sinus frontal *(Ann. mal. or., lar., etc.*, p. 409).
— Schröder, Phlegmon de l'orbite. Abcès cérébral *Saint-Pétersb. med. Wochens.*, p. 56).
— Rangalaret, *Etude sur l'anatomie et la pathologie des cellules ethmoïdales* (th. Paris, 1895-1896).
1896. Boel, *Mucocèle du sinus frontal à évolution orbitaire* (th. Lyon).
— Claoué, Diagnostic des suppurations des cellules ethmoïdales *(Ann. des mal. de l'or.*, II. p. 111).
— Plauchu, Trépanation pour abcès cérébral consécutif à une sinusite frontale *(Lyon méd.*, 29 nov.).
— Brunschwig, Phlegmon de l'orbite par sinusite maxillaire *(Normandie médicale)*.
— Sauvineau, Tuberculose osseuse suppurée de la voûte orbitaire (*Soc. franç. d'opht.*, 13 oct.; et *Gaz. hebdom.*, p. 1092).
— Raphael Bois, Etude sur les fistules du sinus frontal *(Arch. gén. de méd.*, II, p. 4; et th. Paris, 1895-1896).
— Valude, Diagnostic et traitement des inflammations de l'orbite *(Méd. mod.*, 4 janv.).
— Luc, Diagnostic et traitement des abcès de l'encéphale consécutifs aux suppurations craniennes *(Méd. mod.*, p. 681).
— Fernandez, Ostéite et ostéopériostite orbitaire *(Cong. méd. Panamericain Mexico;* in *Rev. d'opht.*, p. 61, 1896).
— Hytier, *Tuberculose du rebord inférieur de l'orbite* (th. Paris, 1896-1897).
— Truc et Valude, *Eléments d'ophtalmologie*, Paris, t. II, p. 19.

1896. WILLIASON, Symptomatologie des lésions intéressant la région préfrontale du cerveau *(Brain*, 1896, in *Arch. de Neur.*, II, p. 146, 1897).

— ROLLET, Etiologie des ostéites de l'orbite *(Lyon médical*, 8 mars).

1897. ROCHON-DUVIGNAUD, Abcès froid tuberculeux du grand angle *(Ann. d'ocul.*, II, p. 113).

— QUERENGHI, Ostéopériostite de la paroi interne de l'orbite *(Ann. d'ocul* , II, p. 182).

— LEPLAT, Phlegmon de l'orbite chez un enfant de quinze jours *(Soc. belge d'opht.*, 28 nov.; in *Gaz, hebdom.*, p. 72, 1898).

— CABANNES et UBRY, Phlegmon de l'orbite *(Soc. anat. et phys. de Bordeaux*, mars; in *Gaz. hebdom.*, p. 378, 1897).

— OPPENHEIM, Article HIRNABSCESS in *Encyclopédie de Nothnagel*, vol. IX, Wien.

— DANOS, *Pathogénie des abcès de l'encéphale* (th. Paris 1897-1898).

— TRINITÉ, *Sinusites et traitement* (th. Paris, 1897-1898).

— LIAMBEY, *Sinusites maxillaires. Traitement (id).*

— ETIÉVANT, *Traitement des suppurations du sinus frontal* (th. Lyon, 1897-1898).

— DELON, *Sinusite fronto-ethmoïdale à manifestations orbitaires* (th. de Lyon, 1897-1898).

— RAFIN, Complications intra-craniennes des sinusites frontales *(Arch. gén. de méd.*, II, p. 409 et 698).

— BAUBY, Complications orbitaires des empyèmes du sinus maxillaire *(Arch. d'opht.*, p. 770).

— RIOLACCI, *Troubles oculo-orbitaires dans les sinusites maxillaires* (th. Lyon, 1897).

— SUREAU, Tuberculose osseuse suppurée de la voûte orbitaire *(Soc. franç. d'opht.*, 13 octobre).

— GAUDIER, Empyème du sinus maxillaire d'origine tuberleuse *(Ann. mal. or., nez, larynx*, p. 644).

1898 DESBRIEUX, Trois cas d'empyème du sinus frontal *(Ann. d'ocul.*, p. 127).

— DESCHAMPS, Périostite du plancher orbitaire par sinusite maxillaire (*Dauphiné médical*).

— MAZET, Périostite primitive du rebord supérieur de l'orbite *(Marseille méd.*, juillet).

1898. Duclos, Périostite syphilitique du sommet de l'orbite (*Languedoc médico-chirurg.*, n° 8).

— De Lapersonne, Quelques manifestations orbitaires des sinusites (*Ann. d'ocul.*, p. 366).

— Clarck, abcès du sinus frontal avec destruction du toit de l'orbite (*Ann. d'ocul.*, p. 122).

— Roure, Ostéopériostite orbitaire et maxillaire (*id.*)

— Lucius, *Abcès du sinus maxillaire* (th. Paris).

— Gilbert, *Syphilis tertiaire des sinus et complications* (th. Paris).

— Gallemaertz, Carie du rebord orbitaire (*Polyclin. de Bruxelles*, 15 janvier).

— Strübell, Périostite orbitaire, complication rare de la scarlatine et de la rougeole. (*Münch. Med. Woch.*, p. 1331).

— Hallauer, Phlegmon de l'orbite consécutif à l'avulsion d'une dent (*Arch. f. Augenh*, p. 257).

Spicer et Wilbe, Cellulite aiguë nécrotique des deux orbites (*Lancet*, 5 novembre ; in *Rev. d'opht.* 1899 p. 380).

— Trousseau, Phlegmon de l'orbite chez l'enfant (*Soc. franc. d'opht.*, mai ; in *Gaz. hebdom* , p. 519).

— F. Ramond, Sinusite frontale, abcès du cerveau (*Soc. anat.*, 18 mars).

1899. Lagleyze, L'œil et les dents. Relations pathologiques (*Arch. d'opht.*, p. 233).

— Kœnig, Ostéo-périostite orbitaire (*Acad. méd.*, 7 novembre).

— Szulislawsky, Ueber die Entstehung von Gehirnabscess nach Orbital phlegmone (*Klin. Monatsbl. f. Augenh.*, p. 289).

— Lefrançois, Phlegmon de l'orbite chez un enfant (*Rev. d'opht.*, p. 280).

— Kœnig, Ostéopériostite orbitaire (*Acad. de méd.*, 19 décembre).

— Ebstein, Phlegmon de l'orbite consécutif à un empyème fronto-ethmoïdal (*Soc. Viennoise de Laryngologie Mai ;* in *Rev. d'opht.*, 1901, p. 364).

— Dagilaiski (Nishni-Nowgorod), Ueber Orbitalphlegmone dentalen Ursprunges. (*Klin. Monatsbl. f. Augenh* , p. 231).

1899. Baudoin et Péchin, Ostéopériostite orbitaire consécutive à une sinusite maxillaire (*Progrès médical*, p. 145).

— Ollagnier, *Troubles oculaires et auriculaires dans les affections dentaires* (th. Lyon).

1900. Collin et Eymeri, Cellulite orbitaire consécutive à un empyème ethmoïdo-frontal (*Ann. d'ocul. Mai* et *Rev. d'opht.*, 1901, p. 231).

— Boudin, *Corps étrangers de l'orbite* (th. Lyon, 1900-1901).

— Berthemes, *Etude anatomique et pathologique sur le sinus sphénoïdal* (th. Nancy).

— Aribaud *Tumeur prélacrymale* (th. Lyon, 1900-1901).

1901. Harlan, Abcès de l'orbite par ethmoïdite (*Philadelphia med. Ann. Mai*; in *Rev. d'opht.*, 1902, p. 568).

1902. Aubaret, Phlegmon du sac lacrymal propagé à l'orbite (*Journ. de Med. de Bordeaux*, p. 489).

TABLE DES MATIÈRES

Lyon. — Imp. A. Rey, 4, rue Gentil. — 31084

www.ingramcontent.com/pod-product-compliance
Ingram Content Group UK Ltd.
Pitfield, Milton Keynes, MK11 3LW, UK
UKHW021106260726
13994UKWH00002B/735